Judith Haas

Multiple Sklerose

Informationen über Erkrankung und Therapie
Ein Ratgeber für Patienten und Angehörige

Arcis Verlag

Autoren und Verlag haben die Angaben zu Medikamenten und ihren Dosierungen mit größter Sorgfalt und entsprechend dem aktuellen Wissensstand bei Fertigstellung des Buches verfasst. Trotzdem ist der Leser bei Arzneimittelverordnungen ausdrücklich aufgefordert, anhand der Beipackzettel der verwendeten Präparate in eigener Verantwortung die Dosierungsempfehlungen und Kontraindikationen zu überprüfen.

Bibliografische Information der Deutschen Bibliothek

Die Deutsche Bibliothek verzeichnet diese Publikation in der Deutschen Nationalbibliografie; detaillierte bibliografische Daten sind im Internet über http://dnb.ddb.de abrufbar.

Autorin: Prof. Dr. med. Judith Haas
Fachabteilung für Neurologie, Jüdisches Krankenhaus,
Heinz-Galinski-Straße 1, 13347 Berlin
Redaktion: Dr. med. Gabi Hoffbauer, Dr. med. Colin Wernsdörfer,
Dr. Gabriele Kalski, Martin Wolfram
Gestaltung: Andrea Hoffmann
Titelbild: Günter Benedde
Printed in Germany: Color-Offset GmbH

Das Buch ist auf chlorfrei gebleichtem Papier gedruckt.

ISBN 3-89075-152-0

Inhaltsverzeichnis

Was ist Multiple Sklerose?

Die Multiple Sklerose (MS) ist eine chronisch entzündliche Erkrankung des zentralen Nervensystems, die das Gehirn, das Rückenmark und die Sehnerven befällt. Dabei kann eine Vielzahl verschiedener Symptome auftreten, so dass man keine zwei Menschen mit Multipler Sklerose findet, die unter genau denselben Beschwerden leiden.

Die Erkrankung verläuft bei den Betroffenen sehr unterschiedlich und im Einzelfall nicht vorhersagbar. 10 % der Menschen mit MS haben lebenslang einen günstigen Verlauf. Bei 90 % tritt nach einer unterschiedlich langen Zeit, in der sie ein weitgehend normales Leben führen können, eine zunehmende Behinderung ein. Nur bei wenigen Betroffenen ruft die Multiple Sklerose schon nach kurzer Zeit eine deutliche Behinderung hervor.

Krankheitsverlauf

Bei der Mehrzahl der Kranken verläuft die Multiple Sklerose zunächst in Schüben. Das heißt, es entwickeln sich innerhalb kurzer Zeit bestimmte Krankheitssymptome, die sich nach einem gewissen Zeitraum wieder ganz oder zumindest teilweise zurückbilden. Wie häufig Schübe im Einzelfall sind und wann der nächste Schub auftritt, lässt sich nicht voraussagen. Am häufigsten treten Schübe zu Beginn der Erkrankung auf, im Mittel 1 bis 2 Schübe im Abstand von einem halben bis zu drei Jahren. Manchmal vergehen zwischen zwei Schüben aber auch Jahrzehnte, in seltenen Fällen liegen nur wenige Wochen dazwischen.

Vor allem die Symptome der ersten Schübe bilden sich meist wieder vollständig zurück. Je länger die Krankheit besteht, desto wahrscheinlicher wird es, dass ein Teil der im Schub aufgetretenen Funktionsstörungen bestehen bleibt.

Bei der Mehrzahl der Kranken geht der schubförmige Verlauf irgendwann in einen allmählich fortschreitenden (chronisch progredienten) Verlauf über, wobei die Funktionsstörungen langsam, aber stetig zunehmen. Bei wenigen Kranken verläuft die Multiple Sklerose von Anfang an mit einer fortschreitenden Behinderung, die sich nicht wieder zurückbildet.

Schubförmige Multiple Sklerose

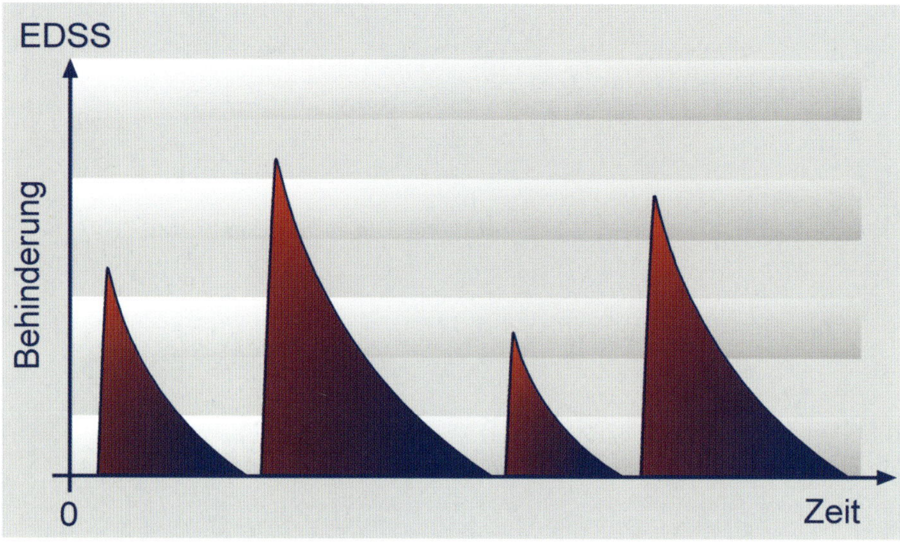

***Abbildung 1a:** Schubförmiger Verlauf - zwischen den Schüben vollständige Rückbildung der Symptome.*

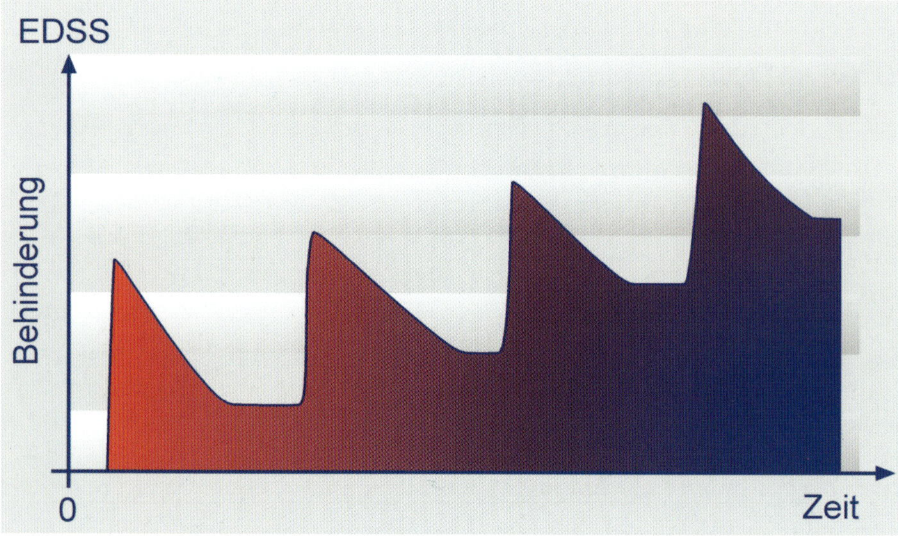

***Abbildung 1b:** Schubförmig progredienter Verlauf - in Schüben fortschreitende Erkrankung und keine vollständige Rückbildung der Symptome zwischen den Schüben.*

Progrediente Formen der Multiplen Sklerose

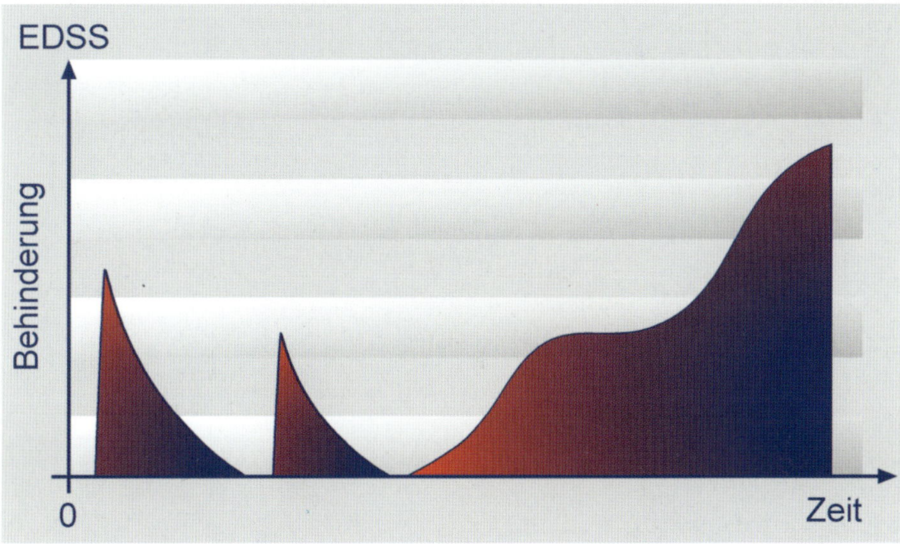

Abbildung 1c: *Sekundär chronisch progredienter Verlauf ohne Schübe. Einige Patienten haben anfangs Schübe, die sich völlig zurückbilden, später keine Schübe mehr, aber einen durchgehend fortschreitenden Verlauf der Behinderung.*

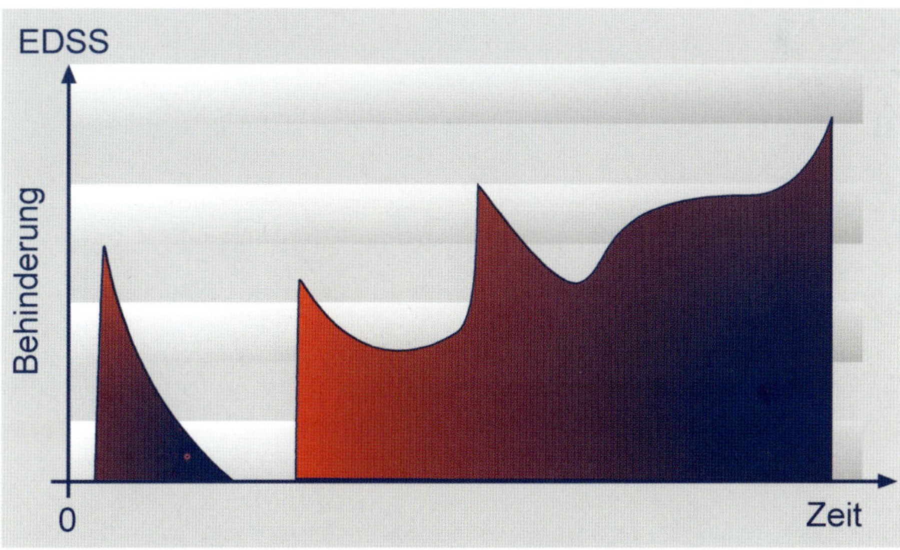

Abbildung 1d: *Sekundär chronisch progredienter Verlauf mit Schüben.*

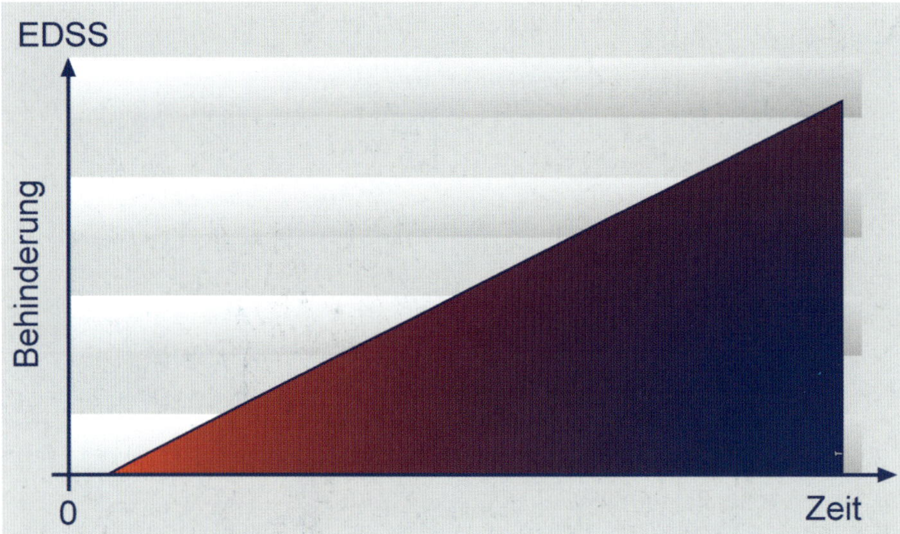

Abbildung 1e: *Primär chronisch progredienter Verlauf - wenige Patienten haben von Beginn an einen ständig fortschreitenden Verlauf der Behinderung ohne Schübe.*

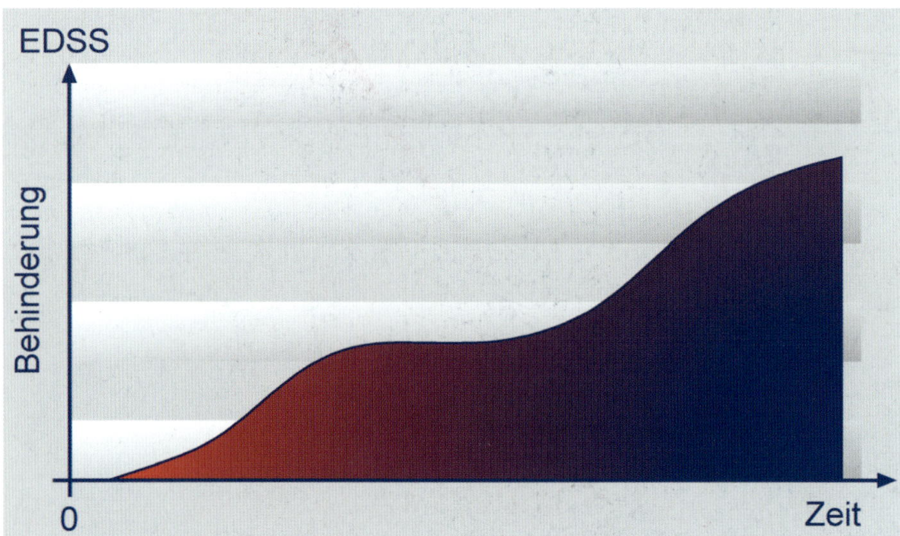

Abbildung 1f: *Primär chronisch progredienter Verlauf ohne Schübe, aber mit zeitweiligem Stillstand bzw. gleichbleibender Behinderung.*

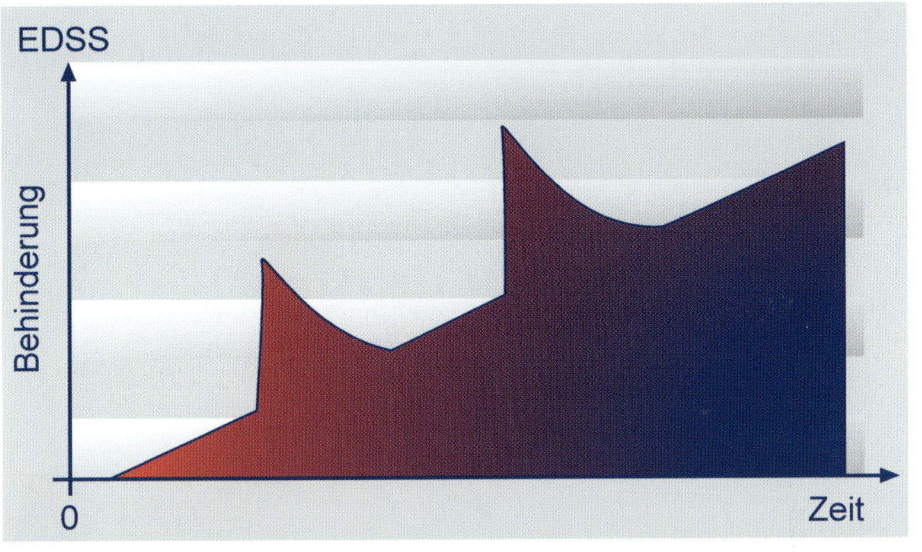

Abbildung 1g: *Primär chronisch progredienter Verlauf mit aufgesetzten Schüben.*

Aufbau des Nervensystems

Die Gehirnzellen geben über Nervenfasern Befehle an die verschiedenen Regionen des Körpers. Umgekehrt empfangen sie über solche Nervenfasern aus allen Körperbereichen wichtige Informationen. Damit die Leitfähigkeit ungestört und mit größtmöglicher Geschwindigkeit ablaufen kann, sind die meisten Nerven (ähnlich wie elektrische Kabel) mit einer Hüllsubstanz umgeben, der so genannten Markscheide. Die Markscheiden bestehen aus einer fetthaltigen Substanz, dem so genannten Myelin. Diese Mark- oder Myelinscheiden werden im zentralen Nervensystem, also im Gehirn und Rückenmark, von speziellen Zellen (Oligodendrozyten) gebildet.
Die Myelinscheiden um die Nervenfasern verleihen der weißen Substanz in Gehirn und Rückenmark die weiße Farbe. Die graue Substanz besteht hingegen aus den Zellkörpern der Nervenzellen (Neurone), von denen die Nervenfasern (Axone) ihren Ausgang nehmen.

Blut-Hirn-Schranke

Das Zentrale Nervensystem (ZNS) verfügt durch die Blut-Hirn-Schranke über einen besonderen Schutz vor schädlichen Stoffen, die das nur in geringem Maße regenerationsfähige Nervengewebe stark bedrohen könnten. Die Blut-Hirn-Schranke trennt das Gewebe des ZNS von dem fließenden Blut und seinen Bestandteilen. Die Versorgung des Gehirns mit Sauerstoff, Nährstoffen und anderen Substanzen erfolgt über die kleinsten Blutgefäße, die Kapillaren. Sie bestehen nur aus einer einzigen Zellschicht, den Endothelzellen, die außen von einer dünnen Hülle, der Basalmembran, umgeben ist. Diese Endothelzellen der kleinsten Blutgefäße bilden im zentralen Nervensystem einen Teil der Blut-Hirn-Schranke, da sie hier durch Brücken, den "tight junctions", eng miteinander verbunden sind, so dass nur wenige Stoffe durch sie hindurch dringen können. Auf der Gehirn-Seite tragen dicht gedrängte Fortsätze von Astrozyten (das sind große, sternförmige Bindegewebszellen des zentralen Nervensystems) mit dazu bei, diese Barriere aufrecht zu erhalten. Die Blut-Hirn-Schranke hindert große Moleküle, Bakterien, Viren und Zellen des Immunsystems daran, in das zentrale Nervensystem einzudringen.

Dieser Schutz durch die Blut-Hirn-Schranke ist allerdings nicht vollkommen, und bei bestimmten Krankheiten, insbesondere Infektionen, sowie bei Fieber und einer ungenügenden Sauerstoffkonzentration im Blut kann die Blut-Hirn-Schranke (kurzfristig) durchlässiger werden. Diese Schädigungen der Blut-Hirn-Schranke bilden sich in der Regel wieder zurück.

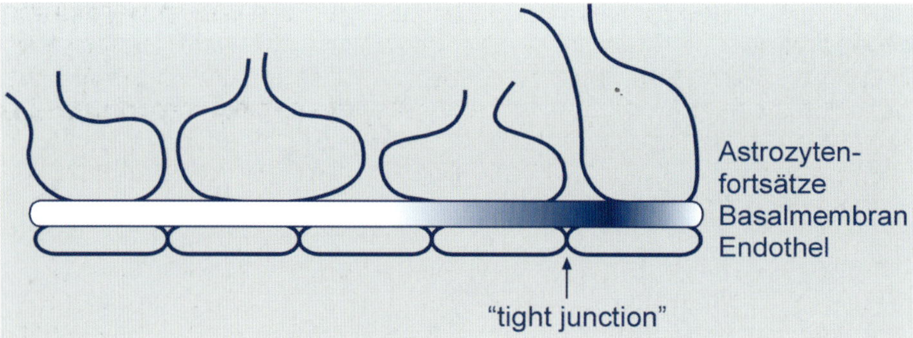

***Abbildung 2:** Gesunde Blut-Hirn-Schranke.*

Entzündliche Herde

In der weißen Substanz von Gehirn und Rückenmark findet man bei MS-Kranken typische Veränderungen, die von den Medizinern Herde oder Plaques genannt werden. Diese Herde können mikroskopisch klein sein und lassen sich im Anfangsstadium mit keinem bildgebenden Verfahren nachweisen. Werden sie im Verlauf von mehreren Jahren oder Jahrzehnten immer größer bzw. fließen mehrere kleine zu einem großen Entzündungsherd zusammen, dann kann man sie mit Hilfe von technischen Untersuchungen erkennen. Die Tatsache, dass die Herde an mehreren Stellen im Zentralen Nervensystem vorkommen, führte zur Bezeichnung Multiple Sklerose (multipel = vielfach). Der zweite Teil des Namens leitet sich aus den verhärteten Narben ab (skleros = hart), die nach einer Entzündung zurückbleiben.

Diese Plaques werden durch eine Entzündung hervorgerufen, die zur Zerstörung von Teilen der Myelinscheiden (Markscheiden) im Zentralen Nervensystem führt (= Demyelinisierung). Auch heute ist nur in Ansätzen bekannt, wodurch diese Entzündung entsteht, allerdings konnte man in den letzten Jahren den Ablauf dieser Entzündungsreaktion an den Myelinscheiden weiter aufklären.

Zu Beginn der Entzündung dringen aktivierte Zellen des Immunsystems aus dem Blut in das Nervengewebe ein. Dies ist nur möglich, weil gleichzeitig die Blut-Hirn-Schranke für kurze Zeit durchlässiger wird. Begleitet werden diese von weiteren Abwehrzellen und bestimmten Bluteiweißen, so genannten Botenstoffen, welche die Entzündungsreaktion anfachen.

Es sind autoaggressive Abwehrzellen und Autoantikörper, welche die Markscheiden der Nervenfasern von MS-Kranken mit der gleichen Zerstörungskraft angreifen und vernichten, die sie sonst nur zur Abwehr fremder Substanzen und gefährlicher Krankheitserreger einsetzen. Da sich diese Reaktion des Immunsystems gegen Teile des eigenen Körpers richtet, zählt man die Multiple Sklerose zu den Autoimmunkrankheiten (auto = selbst).

Die auf bestimmte Bereiche beschränkte akute Entzündung klingt im Laufe von Wochen ab. Der Schaden, der in der Hüllsubstanz der Nervenfasern entstanden ist, wird entweder durch Bindegewebe ersetzt oder es kommt zur Remyelinisierung - das Myelin wird neu gebildet, wobei die entscheidende Frage jedoch ist, inwieweit diese Remyelinisierung auch zu einer funktionsfähigen Reparatur führt.

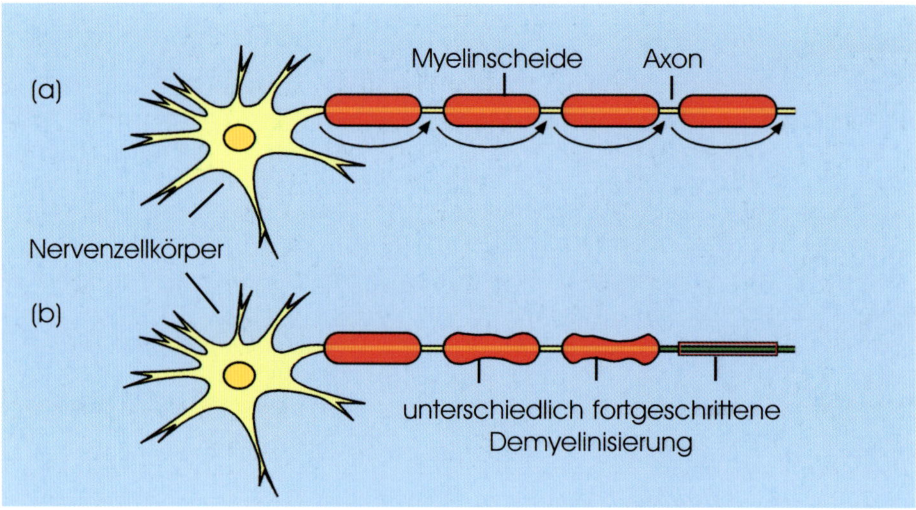

***Abbildung 3:** Aufbau einer gesunden Nervenzelle (Neuron) (a) und einer kranken Nervenzelle (b) mit Demyelinisierung der Myelinscheide.*

Die Unterbrechung oder auch nur die Verdünnung der Hüllsubstanz um die Nervenfasern führt dazu, dass eine vom Gehirn an den Körper oder vom Körper an das Gehirn gesandte Information verlangsamt an ihrem Ziel ankommt. Andererseits zeigen Nervenfasern mit verdünnter oder teilweise zerstörter Myelinscheide eine stark erhöhte Erregbarkeit. Aus dieser veränderten Leitfähigkeit der betroffenen Nervenfasern lassen sich viele Symptome der Multiplen Sklerose erklären. Allerdings ist heute bekannt, dass im Laufe der Erkrankung nicht nur die Myelinscheiden, sondern auch die davon umhüllten Nervenfasern selbst mehr oder weniger stark geschädigt werden. Sind Leitungsbahnen betroffen, welche die Muskeltätigkeit steuern, kann es zu einer vermehrten Muskelanspannung und gleichzeitig zur Schwäche bis hin zur Lähmung kommen. Entzündliche Plaques in den Myelinscheiden sensibler Leitungsbahnen, die für die Wahrnehmung von Temperatur, Berührung, Schmerz etc. verantwortlich sind, rufen entsprechende Empfindungsstörungen hervor.

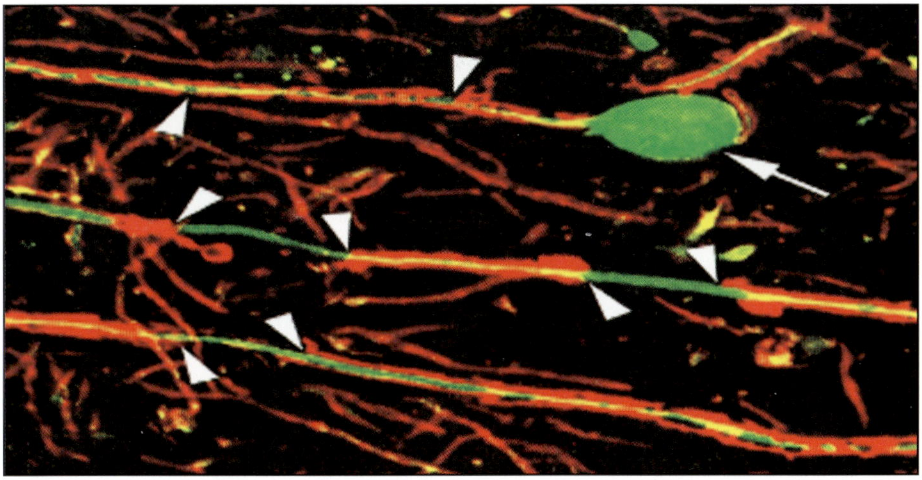

***Abbildung 4:** Gefärbte mikroskopische Aufnahme der Nervenfasern in einem Herd. Die Myelinschicht erscheint rot/gelb und die Nervenfasern erscheinen grün gefärbt. Man sieht den Verlust der Myelinschicht und die nackten und zum Teil unterbrochenen Nervenfasern (axonaler Verlust).*

(aus: Trapp B.D. et al., Axonal transection in the lesions of multiple sclerosis, The New England Journal of Medicine Vol. 338, 1998, pp 278-285)

Häufigkeit, Vorkommen, Alters- und Geschlechtsverteilung

Mit zirka einem MS-Betroffenen auf 600 Einwohner ist die Multiple Sklerose in Deutschland die zweithäufigste neurologische Krankheit nach der Epilepsie und die häufigste entzündliche Erkrankung des Nervensystems. Insgesamt leben in Deutschland zirka 120 000 - 140 000 MS-Patienten.

Die meisten Menschen mit Multipler Sklerose erkranken im Erwachsenenalter zwischen 20 und 40 Jahren. Nur in seltenen Fällen beginnt die Krankheit bei Kindern unter 10 beziehungsweise im Alter über 60 Jahren. Frauen sind etwa doppelt so häufig betroffen wie Männer.

Bei Untersuchungen über das Vorkommen der Multiplen Sklerose in verschiedenen Regionen der Erde fiel auf, dass sie am häufigsten zwischen dem 40. und 60. Grad nördlicher Breite und dem 30. bis 40. Grad südlicher Breite auftritt. In diesen Gebieten, wie zum Beispiel in Nord- und Mitteleuropa, dem Norden der USA, Kanada, Südaustralien

und Neuseeland, ist die Neuerkrankungsrate pro Jahr mit über 3 Fällen auf 10000 Einwohner am höchsten. Zusätzlich kennt man aus verschiedenen Ländern regionale Häufungen der MS (zum Beispiel Schottland, Norwegen, Färöer-Inseln).
An MS erkranken fast nur Angehörige der weißen (kaukasischen) Bevölkerung. Die Afroamerikaner haben ein 10-fach geringeres Risiko, an MS zu erkranken.

Ursachen - noch immer unklar

Die Ursache der MS ist trotz intensiver Forschung bislang ungeklärt. Allerdings gibt es, wie auch die oben beschriebenen regionalen und ethnischen Unterschiede zeigen, Hinweise dafür, dass erbliche Faktoren die Entstehung der MS begünstigen. Die Multiple Sklerose wird aber nicht in einem klassischen Erbgang von den Eltern an die Kinder weitergegeben, wie zum Beispiel die Bluterkrankheit. Lediglich das Risiko, an MS zu erkranken, ist bei Kindern eines MS-kranken Elternteils geringgradig gegenüber der regionalen Bevölkerung erhöht.

Neben dem erblich bedingten Risiko, an Multipler Sklerose zu erkranken, müssen noch weitere Faktoren eintreten, um die Krankheit auszulösen. Hierzu gibt es aber mehr unbewiesene Theorien als echte Fakten. Möglicherweise nimmt das fehlgeleitete Verhalten der Abwehrkräfte seinen Ursprung in einer früheren Infektion, wenn diese auf einen Menschen mit erhöhter Bereitschaft zur Entwicklung einer MS trifft.
Eine Theorie geht davon aus, dass eine in der Kindheit durchgemachte Infektion das Immunsystem immer wieder dazu anregt, gegen diese Infektion doch noch alle Waffen aufzufahren. Dabei sind Abwehrzellen nicht nur gegen die schwer zugänglichen Reste der Krankheitserreger gerichtet, sondern versehentlich auch gegen körpereigenes Gewebe.
Nach einer anderen Überlegung könnte eine ausgeheilte Infektion mit bestimmten Erregern, deren Oberfläche Ähnlichkeiten mit der Oberfläche der Myelinscheiden aufweist, zu der immer wieder aufflammenden Entzündung im zentralen Nervensystem führen. Denn das Immunsystem hält nun auch Anteile der Myelinscheiden fälschlicherweise für Erreger und greift sie an. Zurzeit werden Herpes-Viren, vor allem Epstein-Barr-Viren (Erreger des Pfeifferschen Drüsenfiebers), als mögliche Ursache der MS diskutiert aber auch Retroviren und Chlamydien.
Die Multiple Sklerose ist aber keinesfalls ansteckend, wie zum Beispiel eine Grippe oder Windpocken.

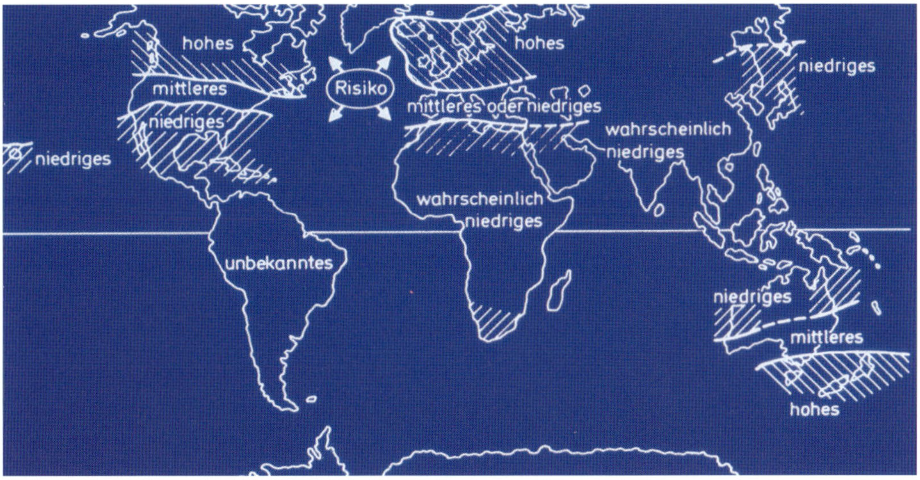

Abbildung 5: *Vorkommen der Multiplen Sklerose in den verschiedenen Regionen der Erde.*

Mögliche Auslösefaktoren einzelner Schübe

Diese nach dem heutigen Wissensstand als möglich geltenden Faktoren, die an der Entstehung der Multiplen Sklerose im Sinne einer chronischen Erkrankung des Zentralen Nervensystems beteiligt sind, dürfen nicht verwechselt werden mit potentiellen Auslösefaktoren einzelner Krankheitsschübe. Allerdings werden auch die schubauslösenden Faktoren oft überschätzt, denn nur wenigen Schüben gehen Situationen voraus, die man als deren Auslöser ansehen kann. In zwei Dritteln aller Schübe finden sich keine identifizierbaren auslösenden Faktoren.

Ein Risiko für einen akuten Krankheitsschub können alle seelischen und körperlichen Belastungen darstellen, die mit einer Stimulation des Immunsystems einhergehen.

Beispielsweise werden bei einem grippalen Infekt zahlreiche Abwehrzellen des Immunsystems aktiviert. Dabei geben Lymphozyten ihren Ruhezustand, den sie in der Milz und in den Lymphknoten verbringen, auf und treten ins Blut über. Sie zielen in erster Linie auf die Schleimhäute von Nase, Rachen und Bronchien, um hier die krankheitsverursachenden Viren abzutöten. Einige von ihnen könnten aber durch die infektbedingt durchlässiger gewordene Blut-Hirn-Schranke ins Gehirn und Rückenmark übertreten. Hier könnten sie dann eine erneute Entzündung in den Myelinscheiden anfachen und typische MS-

Symptome verursachen. Welche Situationen das Risiko in sich bergen, einen Schub auslösen zu können - aber keinesfalls zu müssen -, ersehen Sie aus Tabelle 1.

- Infektionen, insbesondere Virusinfekte, wie zum Beispiel ein grippaler Infekt
- Operationen
- größere Verletzungen
- hormonelle Umstellungen: Pubertät, Wochenbett, Klimakterium
- starker und anhaltender Stress
- ausgeprägte körperliche und seelische Belastungen
- immunstimulierende Medikamente (wie zum Beispiel Sonnenhutpräparate [Echinacea], immunaktive E. coli-Stämme gegen rezidivierende Harnwegsinfektionen)
- Desensibilisierungsbehandlungen
- bestimmte aktive Impfungen (s. Seite 79)

***Tabelle 1:** Mögliche Schubauslöser bei MS.*

Ein besonderes Phänomen bei der Multiplen Sklerose ist die ungewöhnliche Erschöpfbarkeit und abnorme Ermüdbarkeit mit belastungsabhängigem Auftreten von Funktionsstörungen, die sehr häufig vorkommen und auch durch Stress, Hitze sowie körperliche Belastungen verstärkt werden können. Dabei verschlechtern sich bestehende Symptome, insbesondere nimmt die Belastbarkeit ab. Diese Verschlimmerung der Symptome bleibt aber nur kurzfristig bestehen und darf nicht mit einem Schub verwechselt werden.

Symptome bei Multipler Sklerose

Abhängig davon, welche Bereiche in Gehirn und Rückenmark von den entzündlichen Veränderungen betroffen sind, können bei der Multiplen Sklerose ganz unterschiedliche Symptome auftreten. Auch sind die Beschwerden bei jedem Kranken verschieden stark ausgeprägt. Keine andere Krankheit des Nervensystems tritt in so vielen unterschiedlichen Erscheinungsformen und Verläufen auf wie die Multiple Sklerose.

Bei den ersten Symptomen weiß niemand, wie sich die Krankheit entwickeln wird. Denken Sie deshalb immer daran, dass die Multiple Sklerose auch gutartig verlaufen kann und dass sie zwar nicht geheilt, dafür heute aber wirkungsvoll behandelt werden kann.

Mögliche Frühsymptome

Es gibt weder ein typisches Symptom für die Multiple Sklerose noch einen typischen Verlauf. Auch lässt sich aufgrund der ersten Anzeichen der Krankheit nicht voraussagen, wann der nächste Schub auftreten und mit welchen Beschwerden er sich zeigen wird. Genauso wenig lässt ein spezielles Symptom auf den weiteren Verlauf der Krankheit schließen.

Hier sollen kurz die Symptome dargestellt werden, mit denen die Multiple Sklerose häufig, aber keinesfalls immer beginnt.

Am häufigsten - bei jedem zweiten Patienten - macht sich der erste Schub einer MS mit Empfindungsstörungen in Armen und Beinen bemerkbar, zum Beispiel einem Taubheitsgefühl oder Kribbeln. Es gilt aber: Nicht jede Missempfindung, nicht jedes Ameisenlaufen in den Füßen und nicht jedes Taubheitsgefühl ist Ausdruck einer Multiplen Sklerose. Wenn diese Erscheinungen aber länger als 24 Stunden anhalten oder immer wieder unter Belastung auftreten, sollten Sie Ihren Arzt aufsuchen.

Die zweithäufigsten Symptome des ersten MS-Schubes sind - vor allem bei jungen Patienten - Sehstörungen.
An dritter Stelle folgen Störungen der Muskelfunktion. Vor allem Kraftlosigkeit, schnelle Ermüdung, erhöhte Muskelsteifigkeit oder Lähmungserscheinungen in den Beinen erschweren das normale Laufen. Manchmal kommen noch Störungen des Gleichgewichts und der Koordination hinzu.

Alle diese Symptome, besonders wenn sie länger als ein, zwei Tage bestehen bleiben, sollten Sie dazu veranlassen, einen Arzt aufzusuchen. Wenn Ihr Hausarzt keine Ursache für diese Störungen finden kann, ist es sinnvoll, dass Sie einen Facharzt konsultieren, und zwar bei Sehstörungen einen Augenarzt und bei muskulären oder Empfindungsstörungen einen Nervenarzt oder Neurologen. Nur dann kann die Diagnose rechtzeitig gestellt und die Krankheit so früh und effektiv wie möglich behandelt werden.

Auch verschafft Ihnen der Besuch beim Arzt Klarheit darüber, ob es sich um Multiple Sklerose, eine andere Krankheit oder gar um eine harmlose Störung handelt. In manchen Fällen allerdings ist es selbst für den erfahrenen Facharzt nicht ganz einfach, die richtige Diagnose im Frühstadium der MS zu stellen. Auch heute noch vergehen im Mittel 3 Jahre vom Erstsymptom bis zur Diagnose.

Im Folgenden werden die wichtigsten Symptome, die im Laufe einer Multiplen Sklerose auftreten können, einzeln dargestellt. Denken Sie daran, dass die meisten dieser Symptome bei vielen Patienten nur kurzfristig in Erscheinung treten und dann für lange Zeit oder sogar für immer wieder verschwinden. Auch sind es weniger plötzlich auftretende Lähmungen, die das Befinden wesentlich bestimmen. Die meisten MS-Kranken leiden besonders stark unter der Müdigkeit und der geringen Belastbarkeit. Ein großes Problem stellt für viele Menschen mit der Diagnose einer MS die stetige Bedrohung durch die mögliche Verschlimmerung der Erkrankung dar. Erinnern Sie sich immer wieder daran, dass die Krankheit bei der Mehrzahl der Betroffenen viele Jahre ohne oder nur mit geringen Behinderungen einhergeht. Außerdem können Sie selbst etwas zu einem günstigen Verlauf beitragen, wenn Sie sich so früh wie möglich für eine von einem MS-Spezialisten empfohlene, wissenschaftlich anerkannte Behandlung entscheiden.

Sehstörungen

Eines der häufigsten Symptome bei der MS sind Sehstörungen. Sie treten bei drei Vierteln aller Betroffenen im Verlauf der Erkrankung auf oder sind das erste Anzeichen der Krankheit. Auch bei den Sehstörungen kommen ganz unterschiedliche Veränderungen vor, je nachdem welche Nerven betroffen sind. Allerdings muss nicht jede Veränderung der Sehfähigkeit Anzeichen einer Multiplen Sklerose sein.

Am häufigsten führt eine Entzündung des Sehnerven zu Sehstörungen. Die Ärzte haben hierfür mehrere Namen, wie zum Beispiel

Optikusneuritis oder retrobulbäre Neuritis. Es ist meist nur ein Sehnerv und damit nur ein Auge betroffen. Im Laufe eines Schubes, der mit Sehstörungen auf einem Auge beginnt, können sich nach einer gewissen Zeit auch auf dem anderen Auge Einschränkungen der Sehfähigkeit ausbilden, das kommt aber nur sehr selten vor.

Oft stellt der Betroffene morgens beim Aufwachen fest, dass er auf einem Auge nicht so gut sieht wie auf dem anderen. Dabei erblickt er die Umwelt wie durch einen Schleier oder Nebel und kann Farbunterschiede nicht mehr richtig wahrnehmen. Typischerweise lösen Augenbewegungen in dem betroffenen Auge ein Druckgefühl oder ziehende Schmerzen in der Tiefe der Augenhöhle aus. In leichten Fällen entsteht auf einem Auge ein Flimmern, das Auge wird durch Helligkeit stärker geblendet, oder der Betroffene kann eine kleine Schrift plötzlich nicht mehr lesen. Das Gesichtsfeld kann durch einen schwarzen Fleck (so genanntes Zentralskotom) beeinträchtigt sein.

Auch ohne Behandlung bilden sich die Beschwerden bei den meisten Patienten, die zum ersten Mal eine Sehnervenentzündung haben, nach einigen Wochen wieder zurück. Bei einigen bleiben aber leichte Einschränkungen der Sehkraft bestehen, wie zum Beispiel vermindertes Farbensehen oder der dunkle Fleck, bei anderen wiederum kehren die Symptome nur bei starker Hitze oder schwerer körperlicher Belastung (z. B. beim Joggen) vorübergehend wieder zurück.

Wenn Nervenbahnen betroffen sind, welche die Augenbewegungen steuern, kann es zu Doppelbildern kommen. Sie sind etwas seltener als die oben beschriebenen Sehstörungen. Ist einer der Augenmuskeln durch einen Entzündungsherd im Nervensystem gelähmt oder die Koordination der Augenbewegung gestört, lassen sich die Augen nicht mehr parallel in alle gewünschten Richtungen bewegen. Damit sieht jedes Auge ein etwas anderes Bild der Umwelt, es entsteht ein Doppelbild.

Ausgehend von entzündlichen Plaques im Kleinhirn, das die Koordination von Bewegungen steuert, kann es auch zu einem nicht beeinflussbaren Zittern des Augapfels (Nystagmus) kommen. Man kann dann einen Punkt nicht mehr richtig mit den Augen fixieren, was bei vielen Arbeiten und besonders beim Lesen sehr störend ist. Meist ist der Nystagmus aber nur in Seitwärtsstellung vorhanden und macht kaum Beschwerden.

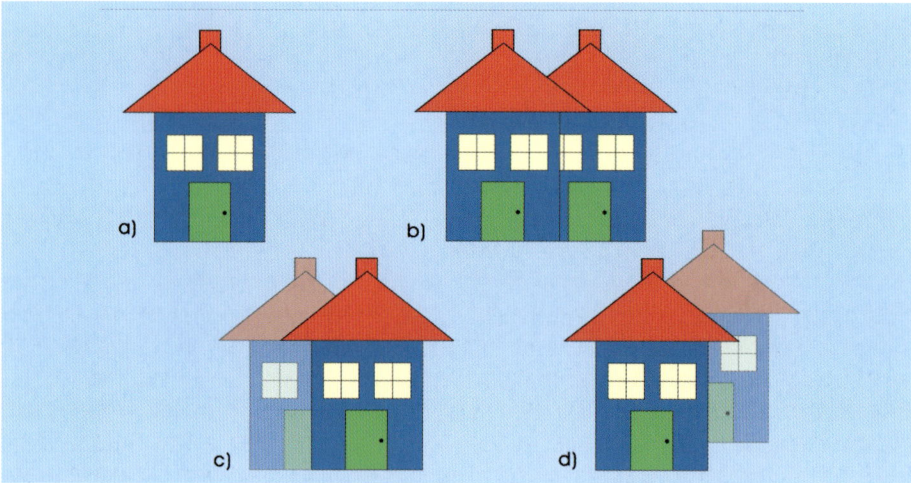

Abbildung 6: *a) Normales Sehen. b-d) Beispiele für Doppelbilder.*

Neben der Behandlung der Multiplen Sklerose durch einen erfahrenen Neurologen sollten Patienten mit Sehstörungen immer auch von einem Augenarzt betreut werden, der durch Anpassung spezieller Brillen und anderer Hilfsmittel oder mit Hilfe einer Sehschule die störende Veränderung erleichtern kann. Bei Doppelbildern hilft z. B. eine Kontaktlinse mit hoher Dioptrienzahl, die ein Auge ausschaltet.

Störungen der Muskeltätigkeit (motorische Störungen)

Bei fast allen MS-Patienten (90 %) treten im Krankheitsverlauf früher oder später Bewegungsstörungen infolge erhöhter Muskelanspannung (Spastik), Lähmungen (Paresen) und Koordinationsstörungen auf. In leichter Form begleiten sie oft schon die ersten Schübe der MS und bilden sich dann aber meist wieder zurück. Die Beine sind dabei in der Regel stärker betroffen als die Arme.

Muskelsteifigkeit (Spastik) und Lähmungen (Paresen)

Viele MS-Patienten bekommen ihre Krankheit in Form einer vermehrten Spannung, Verkrampfung bzw. Steifigkeit ihrer Muskeln zu spüren. Anfangs ist oft nur ein Bein oder sogar nur ein Fuß betroffen. Eventuell lässt sich das Knie nicht mehr richtig beugen oder diese Bewegung erfordert sehr viel Kraft. In anderen Fällen kann ein Fuß nur gegen starken Widerstand der angespannten Muskeln angehoben werden, so dass er beim Gehen zum Hindernis wird. Bei einer Spastik der Armmuskeln, die meist schwächer ausgeprägt ist als die der Beine, lassen sich Gegenstände schlechter greifen und festhalten.

Einige Patienten verspüren bei körperlicher Belastung eine zunehmende Spastik, die auch erhebliche Schmerzen verursachen kann. Andere Betroffene verspüren ihre Spastik nur als Startschwierigkeiten zu Beginn einer körperlichen Anstrengung.

Zusätzlich zu der vermehrten Muskelanspannung kann auch eine Schwäche in den Beinen, geringer auch in den Armen oder auch eine Halbseitenschwäche auftreten. Besonders nach einer ausgiebigen körperlichen Anstrengung hat der Betroffene das Gefühl, dass die Beine unendlich schwach und bleiern schwer sind, so dass er sich kaum mehr vom Fleck rühren kann. Von allen Beschwerden der MS wird die Muskelschwäche am häufigsten durch Hitze, Fieber oder Anstrengung verstärkt.

Vor allem die Spastik kann gut behandelt werden. Auf der einen Seite gibt es zahlreiche Medikamente, welche die Muskelanspannung mildern. Auf der anderen Seite helfen verschiedene gymnastische Übungen dabei, die Muskeln weich und geschmeidig zu erhalten. Bei sehr schwerer Spastik helfen Injektionen in den Muskel mit Botulinumtoxin oder das Einpflanzen von Medikamentenpumpen.

Koordinationsstörungen

Störungen von Gleichgewicht und Koordination treten dann auf, wenn die Abstimmung feinmotorischer Bewegungen im Kleinhirn oder Hirnstamm durch entzündliche Plaques gestört ist. Dadurch werden alle Bewegungsabläufe, in denen das Spiel verschiedener Muskeln genau aufeinander abgestimmt sein soll, grober und ausfahrender, schlichtweg unkoordiniert. Menschen mit Koordinationsstörungen stoßen leicht an etwas an, werfen häufig Gegenstände um und greifen oft daneben.
Feinmotorische Störungen behindern das Schreiben, das Schließen von Ösen und Knöpfen und machen das Einfädeln eines Fadens in eine Nähnadel zu einer Geduldsprobe.

Dazu kommt oft ein Zittern (Tremor), das besonders stark wird, wenn man zielgerichtet einen Gegenstand ergreifen oder ein Glas zum Mund führen möchte (Intentionstremor).

Es gibt allerdings eine Reihe tremorwirksamer Medikamente sowie medizinische Hilfen, welche die Unsicherheit durch Koordinationsstörungen zu einem beträchtlichen Teil verringern können. Bei sehr schwerem Tremor kann auch ein operativer Eingriff durchgeführt werden.

Gangunsicherheit

Bei einigen MS-Patienten beginnt die Krankheit mit dem Gefühl, wie auf Watte zu gehen, bedingt durch Gefühlsstörungen in den Füßen. Gang- und Gleichgewichtsstörungen sind sehr häufige Symptome der Multiplen Sklerose und beeinträchtigen viele Kranke im fortgeschrittenen Stadium. Ihre Häufigkeit lässt sich allein schon damit erklären, dass sie sowohl durch Muskelsteifigkeit und Muskellähmungen als auch durch Gleichgewichts- und Sensibilitätsstörungen ausgelöst werden. Ein typisches Gangbild des MS-Kranken ist ein breitbeiniger, schwankender Gang. Beruht die Gangstörung hauptsächlich auf einer erhöhten Muskelsteifigkeit (Spastik), wirkt der Gang eher schwerfällig und starr. Bei einigen Patienten steht eine spastische Gangstörung mit typischem Aufschleifen der Fußspitzen im Vordergrund.

Sprechstörungen

Sprechstörungen sind in der Regel Folge von Koordinationsstörungen der Sprechmuskeln. Die Feinabstimmung und die Sprachmelodie fehlen. Die Sprache kann undeutlich verwaschen, abgehackt und zu laut oder zu leise klingen.

Eine Besonderheit bei MS-Kranken sind plötzliche anfallsartige Sprechstörungen - ähnlich dem Stottern (paroxysmale Dysarthrie). Diese Störungen entstehen wahrscheinlich durch plötzliche Leitungsunterbrechungen in den Nerven, welche die Sprechmuskulatur steuern, und lassen sich sehr gut mit kleinen Dosen von Carbamazepin behandeln.

Sensibilitätsstörungen

Ähnlich wie Bewegungsstörungen kommen Sensibilitätsstörungen bei den meisten MS-Patienten vor. Sie treten anfangs oft nur in kleinen Bereichen des Körpers auf, zum Beispiel als Gürtelgefühl am Rumpf oder socken- bzw. kniestrumpfförmig an den Beinen bzw. als Manschettengefühle im Bereich der Gelenke. Andererseits kann die Sensibilität auch in streifenförmigen oder handtellergroßen Abschnitten an den Beinen oder Armen gestört sein. Sind die Gefühlsstörungen sehr ausgeprägt, beeinträchtigen sie durch den fehlenden Tastsinn die Feinbeweglichkeit.

Missempfindungen (Parästhesien)

In den sensibel versorgten Gebieten können als Folge einer Entzündung der Myelinscheiden von sensiblen Nervenbahnen ganz unterschiedliche Empfindungsstörungen auftreten.

Der Bereich kann übermäßig stark auf eine Berührung reagieren, so dass zum Beispiel bereits der Stoff der Bekleidung auf der Haut ein Brennen oder sogar Schmerzen hervorruft.
Vielfach kommt es auch zu einem kribbelnden Gefühl in den betroffenen Gebieten, so als würden Ameisen darüber laufen.
Ein weiteres häufiges Erscheinungsbild von Sensibilitätsstörungen bei der MS ist das Taubheitsgefühl, als wäre ein Bein oder Arm eingeschlafen. Berührungen der betroffenen Hautbereiche werden dabei weniger oder gar nicht wahrgenommen.

Ein weiteres typisches Symptom der MS, das sehr häufig vorkommt, ist das Nackenbeugezeichen oder Lhermitte-Zeichen. Dabei empfinden die Patienten, sobald sie den Kopf nach vorne beugen, einen mehr oder weniger unangenehmen elektrischen Schlag entlang der Wirbelsäule, manchmal auch nur ein Kribbeln in Händen oder Füßen.

Gestörtes Temperaturempfinden

Neben dem Berührungsempfinden kann bei MS-Patienten auch der Temperatursinn gestört sein. Dabei werden an verschiedenen Stellen des Körpers die Wärme oder Kälte eines Gegenstandes nicht richtig empfunden oder als schmerzhaft erlebt.

Einige Patienten berichten auch von Gefühlseindrücken, wie zum Beispiel Brennen oder Kälte, die sich nicht durch äußere Ursachen erklären lassen.

Abnorme Ermüdbarkeit

Müdigkeit, besser abnorme Ermüdbarkeit (MS-Fatigue), ist ein Symptom der Multiplen Sklerose, das die Lebensqualität der Betroffenen erheblich beeinträchtigen kann. Eine Spastik kann man irgendwann akzeptieren, und selbst, wenn man beim Gehen einen Stock zu Hilfe nehmen muss, kann man sich damit arrangieren.
Schwierig wird das Problem der abnormen Ermüdbarkeit für viele MS-Kranke, wenn dieses Symptom in der Familie, im Freundeskreis oder am Arbeitsplatz auf Unverständnis stößt. Auch heutzutage noch halten viele Menschen Müdigkeit für einen eindeutigen Hinweis auf

Disziplinlosigkeit, Labilität oder Drückebergertum. Andere betrachten die Müdigkeit bei der MS fälschlicherweise als Ausdruck seelischer Störungen. Sie ist aber ein eigenständiges Symptom der MS.

Um mit der Müdigkeit leben zu können, müssen MS-Kranke für einen ausreichend langen, gesunden Schlaf sorgen, während ihrer Beschäftigung am Tage immer wieder Pausen einlegen, Stress vermeiden und, wenn er sich einmal nicht umgehen lässt, ihn durch eine längere Ruhephase ausgleichen. So verhindert die Ermüdung, dass sich MS-Patienten überlasten.

Viele Menschen, die an Multipler Sklerose leiden, haben einen niedrigen Blutdruck. Dies trägt ebenfalls dazu bei, dass MS-Kranke leichter ermüden und weniger belastbar sind als Gesunde.

Blasenfunktionsstörungen

Blasenfunktionsstörungen kommen etwa bei zwei Dritteln aller MS-Patienten vor.

Viele Patienten fühlen sich durch Blasenstörungen mehr als durch andere, nur im medizinischen Sinne viel stärker behindernde Symptome in ihrer Freiheit und ihrem Wohlbefinden eingeschränkt. Denn häufiger, nur schwer kontrollierbarer Harndrang oder gar die Unfähigkeit, den Harn zu halten, binden viele Betroffene an ihre Wohnung, hindern sie, an einem normalen Alltagsleben teilzunehmen und verwehren ihnen unbekümmerte Kontakte zu anderen Menschen.

Bedenken Sie jedoch, wenn Sie an einer Blasenstörung leiden, dass es viele Möglichkeiten gibt, diese zu behandeln, zum Beispiel mit Medikamenten, mit Hilfe eines gezielten Blasentrainings und anderem.

Ist die Muskulatur der Blasenwand durch die fehlerhafte Nervenkontrolle überaktiv, kann sich die Blase nur mit wenig Urin füllen und muss ständig wieder entleert werden. Diese Blasenstörung äußert sich in häufigem und heftigem ("imperativem") Harndrang, bei dem jedoch nur auffallend geringe Urinmengen entleert werden können. Eine solche überaktive Blase ist zwar ungefährlich, kann aber im täglichen Leben (Wo ist die nächste Toilette?) die Lebensqualität erheblich beeinträchtigen.

Gefährlicher ist es, wenn die Blasenentleerung erschwert ist. Dann benötigt man einige Anstrengung, um Wasser lassen zu können. Meist entleert sich eine solche Blase nicht ganz, und es bleibt ein so genannter Restharn zurück. Der zurückgebliebene Urin ist ein guter Nährboden für Bakterien, so dass Patienten mit Restharn viel öfter Harnwegsinfektionen bekommen. Bakterielle Blasenentzündungen wiederum verstärken oft die Muskelanspannung in den Beinen.

Ist der Schließmuskel der Blase gelähmt oder kommt es aufgrund der gestörten Empfindung zu einem "Überlaufen" der Blase, tritt das Symptom der Inkontinenz auf, die Unfähigkeit, den Harn zu halten.

Blasenstörungen müssen behandelt werden, damit sich keine gefährliche chronische Harnwegsinfektion und kein Rückstau in die Nieren entwickeln können. Außerdem sind, gerade wenn Sie unter Empfindungsstörungen leiden, regelmäßige Kontrolluntersuchungen des Urins wichtig, damit Ihr Arzt frühzeitig einen bakteriellen Harnwegsinfekt feststellen und behandeln kann. Auch wenn Sie eine Zunahme der Spastik in den Beinen bemerken, die Sie sich nicht recht erklären können, ist es möglich, dass ein Harnwegsinfekt dahinter steckt. Dies lässt sich mit einer Urinuntersuchung klären.

Die Neigung zur Verstopfung ist ebenfalls ein häufiges Problem von MS-Kranken, die durch eine verlangsamte Darmbewegung und mangelndes Gefühl für den Füllungsdruck im Enddarm, seltener durch eine Verkrampfung des Schließmuskels hervorgerufen wird. Auch plötzlicher Stuhldrang kann ein Problem sein.

Auswirkungen auf die Sexualität

Sowohl die körperlichen Einschränkungen als auch eine Vielzahl seelischer Probleme können für eventuelle Beeinträchtigungen des Sexuallebens von MS-Patienten verantwortlich sein.

Etwa 50 % der Männer, die an MS erkrankt sind, leiden unter einer Erektionsschwäche. Seltener ist ein verzögerter oder ausbleibender Samenerguss. Bei den MS-kranken Frauen leidet ein Drittel unter Orgasmusstörungen.

Zu diesen Veränderungen kommen in den späteren Stadien der Erkrankung die für die MS typischen Bewegungsstörungen hinzu, die ebenfalls das Sexualleben empfindlich beeinträchtigen können.

Und nicht zuletzt sind es Versagensängste, Selbstwertzweifel, aber auch die Müdigkeit, welche die Sexualität für Menschen mit Multipler Sklerose zu einem Problem machen können.

Wenn diese Probleme Sie bedrücken, sprechen Sie Ihren Arzt am besten gemeinsam mit Ihrem Partner oder Ihrer Partnerin an. Neue Medikamente und eine gezielte problemorientierte Beratung können hilfreich sein.

Psychische Veränderungen

Es gibt eine Reihe psychischer Veränderungen, die mit der Multiplen Sklerose in Verbindung stehen können. Stimmungsveränderungen mit Störungen des Antriebs, der Konzentration, der Aufmerksamkeit sowie eine reduzierte Belastbarkeit können den neurologischen Funktionsstörungen vorausgehen und werden nicht selten als seelische Erkrankung verkannt.

Die Konfrontation mit der Diagnose und die Krankheitsverarbeitung lösen häufig eine einfühlbare reaktive Depression aus, die in der Regel vorübergeht. Sie ist geprägt durch Schwunglosigkeit, mangelnden Lebensmut, Schlafstörungen und tiefe Traurigkeit. Depressionen bei MS-Kranken werden aber auch durch die Reaktionen auf die unterschiedlichen MS-bedingten Beschwerden immer wieder verstärkt. In späteren Stadien sind es die auftretenden Funktionseinbußen, die das Leben jedes Mal aufs Neue verändern und immer wieder eine große Belastung darstellen.

Dabei ist es nur verständlich, dass einige Menschen mit Trauer und Depression auf die Diagnose MS reagieren, andere wütend werden und wieder andere versuchen, die Krankheit zu ignorieren bzw. zu verdrängen. Alle diese Reaktionen sind aber auf Dauer nicht zuträglich und können die Behandlung und Verarbeitung der Symptome erschweren. Wichtig ist, dass Sie einen Ansprechpartner haben, mit dem Sie alle aufkommenden Probleme und Fragen zur Krankheitsbewältigung offen besprechen können, zum Beispiel Ihren Hausarzt oder Neurologen. Wenn Sie spüren, dass Sie mit der Krankheit allein nicht fertig werden, sollten Sie rechtzeitig psychotherapeutische Hilfe in Anspruch nehmen. Neben dieser einfühlbaren depressiven Reaktion gibt es aber auch unabhängig von der Schwere und der Aktivität der Erkrankung auftretende Depressionen, die medikamentös behandelt werden müssen. Auch andere beeinträchtigende psychische Symptome lassen sich in einigen Fällen ebenfalls durch eine medikamentöse Therapie in den Griff bekommen.

Schwere psychische Veränderungen kommen bei der MS dagegen nur extrem selten vor.

Schmerzen

Schmerzen gehören zu den lange unterschätzten Symptomen der MS. Tatsächlich wird das Wohlbefinden mindestens jedes zweiten MS-Patienten im Verlauf seiner Krankheit durch Schmerzen stark beeinträchtigt. Die Ursachen von Schmerzen bei der MS können ganz unterschiedlich sein.

Krankheitsherde im Bereich der Leitungsbahnen für den sensiblen Gesichtsnerven Trigeminus rufen bei etwa jedem 10. MS-Kranken anfallsartige und meist nur kurz andauernde Schmerzattacken im Gesicht hervor, die so genannte Trigeminusneuralgie. Dabei schießt der Schmerz einseitig in den Ober- und Unterkiefer ein, seltener in den Stirnbereich und die Augen und geht rasch vorüber. Die Schmerzen können durch Bewegungen beim Kauen oder Sprechen ausgelöst bzw. verstärkt werden und werden nicht selten mit Zahnschmerzen verwechselt. Häufig tritt eine solche Serie von Schmerzattacken nur einmal auf. Bei wiederholt auftretenden Schmerzattacken, die die Lebensqualität immer wieder erheblich stören und medikamentös nur schwer zu beeinflussen sind, sollte man eine operative Behandlung des Nerven in Erwägung ziehen.

Sehr häufig werden Schmerzen auch durch entzündliche Plaques in bestimmten Nervenbahnen im Rückenmark verursacht. Sie rufen dauerhafte, nicht allzu heftige dumpfe oder stechende Schmerzen in Beinen und Armen hervor.

Auch eine ausgeprägte Spastik kann mit starken, quälenden Schmerzen einhergehen.

Andererseits kann es aufgrund des allgemeinen Bewegungsmangels zu Osteoporose und durch Haltungsstörungen zu frühzeitigen Abnutzungserscheinungen an den Gelenken und der Wirbelsäule kommen, die dann wiederum Ausgangspunkt für chronische Schmerzen sind.

Selten sind Kopfschmerzen Ausdruck der entzündlichen Aktivität der Erkrankung. Migräne und Spannungskopfschmerz kommen bei MS-Kranken nicht häufiger vor als bei der übrigen Bevölkerung. Im Einzelfall müssen sie entsprechend gezielt behandelt werden.

Nehmen Sie Schmerzen nicht als gegeben hin und sprechen Sie mit Ihrem Arzt darüber, wenn neue Schmerzen aufgetreten sind. Die meisten Schmerzarten bei MS lassen sich wirksam behandeln, aber nicht alle neu auftretenden Schmerzen sind MS-bedingt. Insbesondere internistische Erkrankungen müssen als Ursache von Schmerzen ausgeschlossen werden.

Diagnose der Multiplen Sklerose

Die Diagnose Multiple Sklerose wird aufgrund der sorgfältigen Erhebung der Vorgeschichte und der körperlichen Untersuchung gestellt. Beim ersten Schub, insbesondere wenn die neurologische Untersuchung keine Funktionsstörung erkennen lässt, wird der Arzt versuchen, durch weiterführende Untersuchungen die Diagnose zu klären.

Vorgeschichte und neurologische Untersuchung

Der Arzt wird Sie ausführlich zu den aktuellen Beschwerden und deren Verlauf befragen. Um den Beginn der MS zu erfassen, wird er Sie nach Ihrer Vorgeschichte fragen. Berichten Sie alle Beschwerden, die Sie jemals zum Arzt geführt haben.

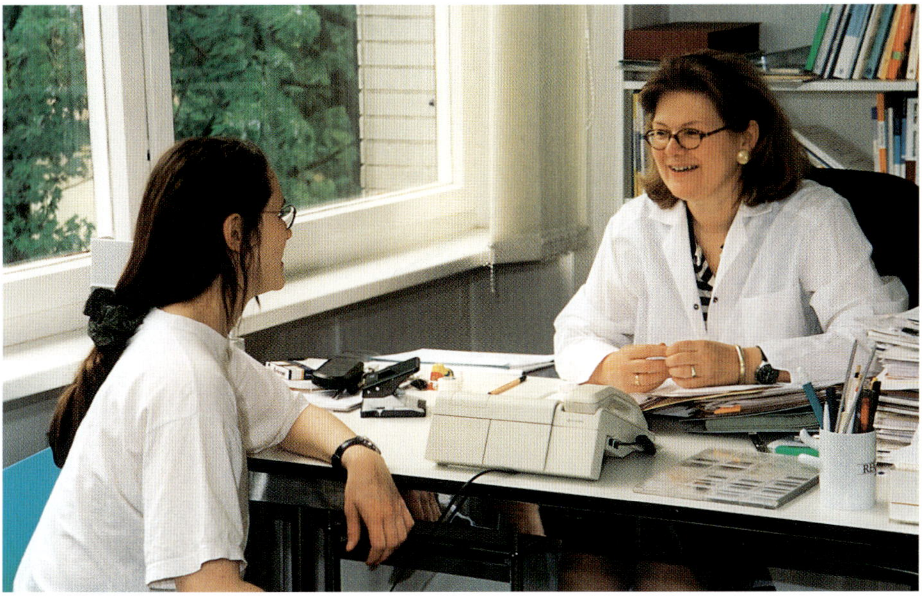

Abbildung 7: *Frau Professor Haas im Gespräch mit einer MS-Patientin.*

Zunächst muss der Arzt herausfinden, welche Beschwerden bestehen, wann und unter welchen Umständen sie aufgetreten sind und ob bereits früher einmal ähnliche Symptome da waren. Dies ist wichtig, um den Beginn der Erkrankung zu erfassen. Danach wird der Arzt Sie gründlich untersuchen.

Bei der neurologischen Untersuchung prüft der Arzt verschiedene Körperfunktionen, die durch bestimmte Nervenbahnen und Hirnregionen gesteuert werden.

Die Untersuchung beginnt mit der Prüfung der Hirnnervenfunktionen. Sehschärfe, Gesichtsfeld, Augenhintergrund, Beweglichkeit der Augen, die mimische Muskulatur, Hören, Riechen, Schlucken und Sprechen werden beurteilt. Bei speziellen Fragestellungen wird der Augenarzt und/oder der HNO-Arzt hinzugezogen.

Zur Prüfung des Oberflächengefühls streicht der Arzt mit einem Wattebausch über die Haut. Sie müssen ihm dann sagen, ob Sie die Berührung in bestimmten Körperregionen weniger, stärker oder andersartig empfunden haben.
Die Untersuchung des Vibrationsempfindens - z. B. mit einer angeschlagenen Stimmgabel - dient der Prüfung des Lagesinnes, der für die Koordination im Raum wichtig ist.
Um die Funktion schmerzleitender Nerven zu testen, berührt der Arzt mit einem spitzen Gegenstand verschiedene Hautregionen.
Die Muskelkraft überprüft der Arzt, indem er Sie auffordert, gegen den Widerstand seines Armes Beuge- und Streckbewegungen auszuführen.

Beim Durchbewegen von Armen und Beinen kann der Arzt am Widerstand Ihrer Muskeln Hinweise auf eine erhöhte Muskelspannung (Spastik) finden.

Koordinationsstörungen erkennt der Arzt, indem er bestimmte Bewegungsabläufe bei Ihnen prüft. So fordert er Sie auf, den Zeigefinger einer Hand bei geschlossenen Augen zur Nasenspitze zu führen oder das linke Knie mit der Ferse des rechten Beines zu berühren. Die Gangunsicherheit tritt am stärksten beim so genannten Seiltänzergang mit geschlossenen Augen zutage.

Die Steuerung der Muskeltätigkeit kann der Arzt durch das Prüfen der Sehnenreflexe mit einem Reflexhammer testen.

Patienten mit Multipler Sklerose haben meist sehr lebhafte Reflexe. Auch treten so genannte pathologische Reflexe auf, wie zum Beispiel der Babinski-Reflex: Bewegt sich die Großzehe beim Bestreichen der Außenseite des Fußes nach oben, ist der Reflex positiv.

Zur neurologischen Untersuchung gehört auch die Frage nach vegetativen und sexuellen Funktionsstörungen.

Der Urologe ist ein von MS-Patienten häufig in Anspruch genommener Facharzt, denn nur er kann bei einer Blasenstörung herausfinden, wodurch sie bedingt ist und die richtige Therapie festlegen.

Der Neurologe notiert die Befunde seiner Untersuchung. Mit Hilfe einer Skala, weltweit EDSS nach Kurtzke (Expanded Disability Status Scale - Bewertungsskala der MS) genannt (siehe Seite 32), wird er den Grad der Behinderung einschätzen. So kann er bei jeder folgenden Untersuchung anhand dieser Kriterien feststellen, ob und in welchem Maße sich die Krankheit verändert hat.

Die EDSS misst MS-bedingte Beeinträchtigungen von acht Funktionssystemen, wie z. B. Motorik, Sensibilität, Sehleistung, Blasen- und Darmfunktion. Der Grad der Behinderung reicht dabei von 0 = normal bis 6 = sehr schwer behindert. Grad 1 bedeutet abnorme Zeichen ohne Behinderung, Grad 2 zeigt eine leichte Behinderung an, Grad 3 eine mäßige, Grad 4 und 5 eine schwerere Behinderung. Die Werte bei den verschiedenen Funktionssystemen werden dazu verwendet, einen Gesamtwert der Behinderung zu bestimmen, der in Schritten von jeweils einem halben Punkt (außer zwischen 0 und 1) in einer Skala von 0 bis 10 gemessen wird.

EDSS - Expanded Disability Status Scale

0 - 3,5 Keine oder leichte Behinderung

0,0 Normaler neurologischer Befund.

1,0 Keine Behinderung, minimale Zeichen in einem Funktionssystem.

1,5 Keine Behinderung, minimale Zeichen in mehr als einem Funktionssystem.

2,0 Geringgradige Behinderung in einem Funktionssystem.

2,5 Geringgradige Behinderung in zwei Funktionssystemen.

3,0 Mäßige Behinderung in einem Funktionssystem oder geringgradige Behinderungen in drei oder vier Funktionssystemen, uneingeschränkt gehfähig.

3,5 Uneingeschränkt gehfähig, aber mäßige Behinderung in einem Funktionssystem (Grad 3) und in einem oder zwei weiteren Funktionssystemen eine geringradige Behinderung (Grad 2), oder eine mäßige Behinderung in zwei Funktionssystemen (Grad 3) bzw. eine geringgradige Behinderung in fünf Funktionssystemen (Grad 2).

4 - 6,5 Stärkere Behinderung

4,0 Ohne Hilfe gehfähig, selbstversorgend, 12 Stunden am Tag mobil trotz relativ starker Behinderung in einem Funktionssystem (Grad 4) oder geringgradiger in mehreren Funktionssystemen. Kann zirka 500 Meter ohne Hilfe oder Pause gehen.

4,5 Kann zirka 300 Meter ohne Hilfe oder Pause gehen. Relativ schwere Behinderung in einem Funktionssystem (Grad 4) oder geringgradigere in mehreren Funktionssystemen.

5,0 Kann ohne Hilfe oder Pause zirka 200 Meter gehen.

5,5 Kann ohne Hilfe oder Pause mindestens 100 Meter gehen.

6,0 Zeitweise oder ständige einseitige Gehhilfe (Stock, Krücke oder Stützapparat) wird bei der Bewältigung von mindestens 100 Metern benötigt.

6,5 Ständige beidseitige Gehhilfe nötig, um etwa 20 Meter ohne Pause zu gehen.

Ab 7,0 Sehr starke Behinderung

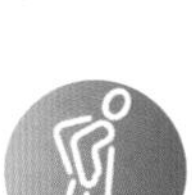

7,0 Unfähig, auch mit Hilfe mehr als fünf Meter zu gehen, weitgehend an den Rollstuhl gebunden, fährt Rollstuhl selbst, sitzt etwa 12 Stunden täglich im Rollstuhl, macht Transfer selbst.

7,5 Unfähig, mehr als ein paar Schritte zu gehen, an den Rollstuhl gebunden, benötigt Hilfe zum Transfer, fährt selbst, kann aber nicht mehr den ganzen Tag im Rollstuhl sitzen.

8,0	Weitgehend an Bett oder Rollstuhl gebunden, kann die meiste Zeit des Tages außerhalb des Bettes sitzen, pflegt sich weitgehend selbst, meist guter Gebrauch der Arme.
8,5	Die meiste Zeit des Tages ans Bett gebunden, einige Funktionen der Arme und der Körperpflege erhalten.
9,0	Auf Hilfe angewiesener Patient im Bett, kann essen und kommunizieren.
9,5	Vollkommen hilfloser, bettlägeriger Patient, unfähig, effektiv zu kommunizieren, zu essen und zu schlucken.
10,0	Tod durch MS (extrem selten).

Aktuell kommt auch eine neue Skala zur Beurteilung der Behinderung zum Einsatz, der so genannte "**M**ultiple **S**ystem **F**unctional **C**omposite Index" (MSFC). Dieser setzt sich aus drei Untersuchungen zusammen: der Prüfung der Gehstrecke (Strecke-Zeit-Test), der Prüfung der Beweglichkeit und Koordination der Arme (Steckbrett-Test) sowie einem komplexen Additionstest (Zahlen-Additionstest) zur Prüfung der Aufmerksamkeit und der Konzentrationsfähigkeit. Mit diesem Test können Funktionsstörungen empfindlicher erfasst werden als mit der in Stufen messenden MS-Skala.

Kernspintomographie (Magnetresonanztomographie - MRT)

Wenn sich aufgrund von typischen Symptomen und auffälligen Befunden bei der neurologischen Untersuchung der Verdacht auf eine MS ergeben hat, kann man mit Hilfe der Kernspintomographie die Entzündungsherde und Vernarbungen im zentralen Nervensystem in vielen Fällen sichtbar machen. Obwohl sich mit dieser Methode erst Veränderungen ab 3 mm Größe darstellen, findet man bei über 90 % aller Kranken charakteristische Veränderungen im Gehirn.

Die Kernspintomographie benutzt zur Darstellung von Geweben ein Magnetfeld und keine Röntgenstrahlen. Daher geht diese Untersuchung nicht mit einer Strahlenbelastung des Körpers einher. Gefährlich wird die Untersuchung nur für Träger von Herzschrittmachern oder metallhaltigen Implantaten (z. B. Innenohrprothesen), die durch das Magnetfeld außer Kraft gesetzt bzw. erhitzt werden. Belastend kann die Untersuchung aber trotzdem werden, da Sie 30 bis 40 Minuten lang in einer Röhre liegen müssen und sich nicht bewegen dürfen. Wenn Sie wissen, dass derartige Situationen Sie sehr nervös machen oder gar Platzangst auslösen, sollten Sie Ihren Arzt um ein Beruhigungsmittel bitten, das Sie vor der Untersuchung einnehmen.

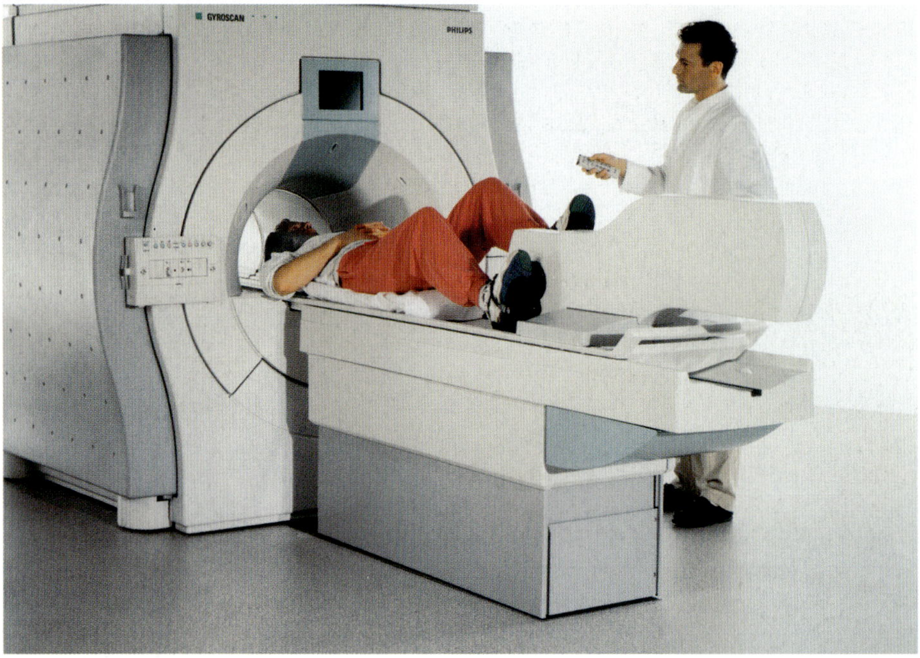

***Abbildung 8**: Untersuchung in einem modernen Magnetresonanztomographen. Foto: Philips Medizin Systeme*

Die Kernspintomographie wird beim ersten Schub im Abstand von mindestens drei Monaten zweimal durchgeführt, um die Diagnose zu bestätigen und die Aktivität der Erkrankung zu dokumentieren. Auch im weiteren Verlauf dient die Untersuchung dazu, die Krankheitsaktivität zu beobachten und die Therapie zu kontrollieren. Hierzu ist unbedingt die Gabe eines Kontrastmittels, des sehr gut verträglichen Gadoliniums, nötig, um aktive, kontrastmittelaufnehmende entzündliche Herde (Läsionen) sichtbar zu machen.
Mit diesen Kontrollen hat man bei vielen Patienten festgestellt, dass sich neue entzündliche Plaques auch dann bilden, wenn der Patient beschwerdefrei ist. Die Krankheit kann auch in der subjektiv stabilen Zeit zwischen den Schüben aktiv sein. Nur jeder zehnte neu aufgetretene oder sich verändernde Plaque geht mit klinischen Symptomen einher.

Neben dem Nachweis der Plaques im zentralen Nervensystem hat die regelmäßige kernspintomographische Untersuchung von MS-Kranken auch zu Tage gebracht, dass die Vernarbung der entzündlichen Herde bereits in frühen Stadien mit einer (leichten) Volumenminderung des Gehirns einhergeht. Diese Hirnatrophie schreitet ganz langsam fort, auch wenn subjektiv keine Symptome bestehen bzw. sich das Krankheitsbild nicht verschlechtert. Die zunehmende Vernarbung, die der Hirnatrophie zugrunde liegt, kann aber im Verlauf der Erkrankung irgendwann nicht mehr kompensiert werden und führt dann zu einer zunehmenden Behinderung. Das Aufhalten der Hirnatrophie ist ein wesentliches Ziel der langfristigen medikamentösen Immuntherapie (siehe auch S. 53).

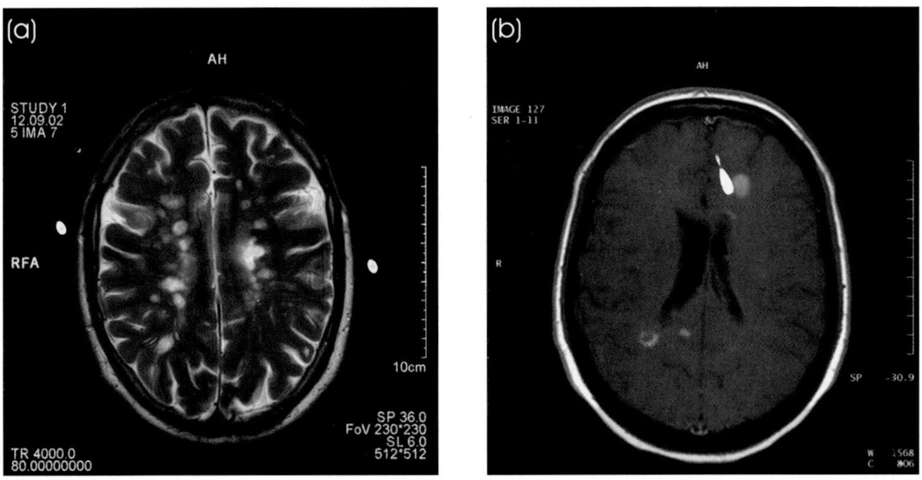

Abbildung 9: (a) T2-gewichtete MR-Aufnahme zeigt entzündliche Plaques im Gehirn ohne Kontrastmittel. (b) T1-gewichtete MR-Aufnahme nach Gabe von Gadolinium. Das Kontrastmittel reichert sich in frischen Herden an.

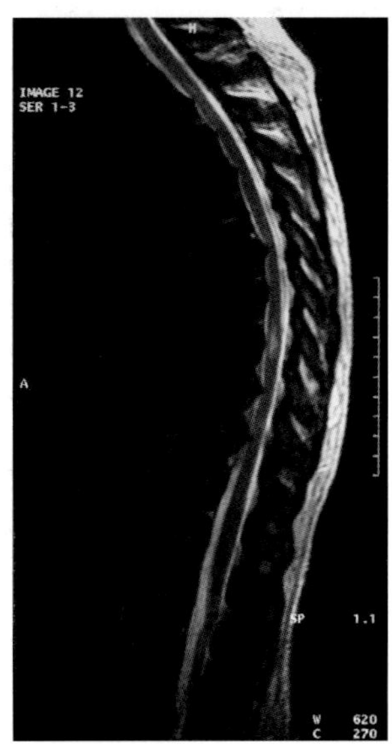

Abbildung 10: T2-gewichtete MR-Aufnahme vom Rückenmark. MS-Plaque ist weiß.

Liquoruntersuchung

Nur mit Hilfe der Untersuchung des Liquors, also der Rückenmarksflüssigkeit, kann man entzündliche Veränderungen im Bereich des zentralen Nervensystems feststellen. Liquorveränderungen können MRT-Veränderungen vorausgehen. Die Entnahme der Rückenmarksflüssigkeit erfolgt mit einer speziellen Hohlnadel zwischen den Lendenwirbelkörpern (Lumbalpunktion).
Nachdem der Arzt im Bereich der unteren Lendenwirbelsäule die Einstichstelle markiert hat, schiebt er beim sitzenden Patienten eine Nadel in den unteren Teil des Wirbelkanals. Das Rückenmark kann hierbei nicht verletzt werden, da es weiter oben endet und in diesem Bereich nur noch einige Nervenfasern in die untere Körperhälfte ziehen, die der Nadel ausweichen. Die Entnahme einiger Milliliter Nervenwassers kann - meist erst nach 24 Stunden -, bedingt durch den entstandenen Unterdruck, zu Kopfschmerzen und Übelkeit führen. Diese Symptome verschwinden, sobald der Betroffene sich hinlegt. Die Beschwerden können im Einzelfall sehr ausgeprägt sein. Deshalb sollten Sie sich nach der Untersuchung eine bis zwei Stunde(n) hinlegen und viel trinken. Lassen sich Kopfschmerzen dadurch nicht verhindern, können sie mit einfachen Schmerzmitteln behandelt werden.

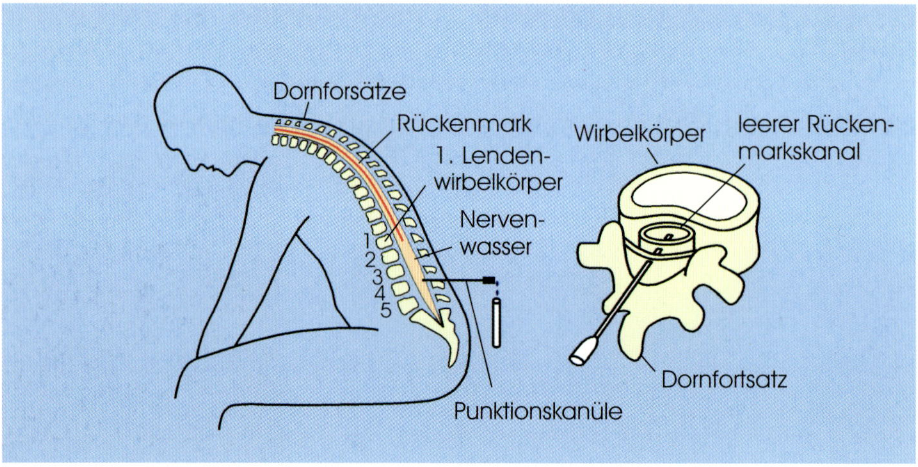

***Abbildung 11:** Die Entnahme der Rückenmarksflüssigkeit erfolgt mit einer speziellen Hohlnadel zwischen den Lendenwirbelkörpern.*

Die Liquoruntersuchung ist wichtig, da sich entzündliche Erkrankungen des Nervensystems durch eine Erhöhung der Zahl bestimmter Zellen und durch das Auftreten spezieller Immunglobuline (oligoklonale Immunglobulinbanden) in der Rückenmarksflüssigkeit (Liquor) widerspiegeln. Bei mehr als 90 % der MS-Betroffenen sind diese Banden nachweisbar. Mit Hilfe dieser Untersuchung können auch differentialdiagnostisch wichtige Erkrankungen wie die Neuroborreliose (Zeckenbisskrankheit des Gehirns) und die Syphilis des ZNS abgegrenzt werden.

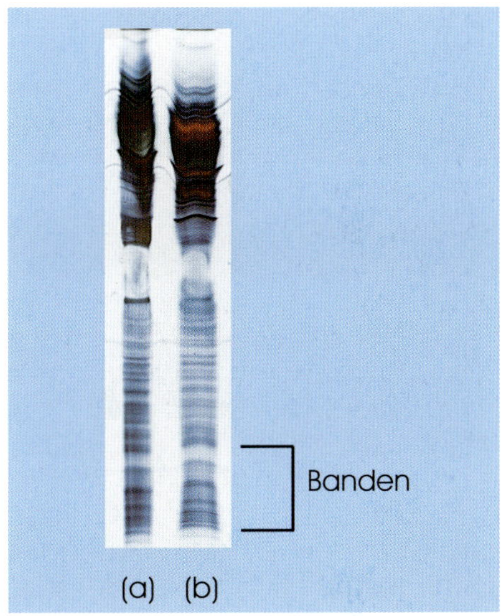

Abbildung 12: *Oligoklonale Immunglobulinbanden im Liquor eines MS-Patienten (b), daneben ist die Verteilung der Immunglobuline im Blutserum dargestellt (a).*

Weitere Untersuchungen - Evozierte Potentiale

Die verzögerte Leitfähigkeit in einem erkrankten Sehnerven lässt sich mit den so genannten optisch evozierten Potentialen nachweisen. Dabei wird jedes Auge einzeln optischen Impulsen, wie zum Beispiel Lichtblitzen, ausgesetzt. Das Eintreffen dieser Impulse im Sehzentrum wird mit einer an der Kopfhaut über diesem Bereich angebrachten Elektrode abgeleitet. Ist die Leitfähigkeit eines Sehnerven oder die Sehbahn durch MS-Plaques gestört, kommt der Impuls später oder verändert im Sehzentrum an.

Darüber hinaus kann die Gesichtsfelduntersuchung typische Defekte aufdecken, zum Beispiel einen fleckförmigen Ausfall des Gesichtsfeldes (Skotom). Diese Skotome werden besonders bei Ermüdung, Wärme oder Anstrengung wahrgenommen.

Auch die Leitfähigkeit sensibler Nerven (sensibel evozierte Potentiale = SEP) und die Leitfähigkeit des Hörnerven (akustisch evozierte Potentiale = AEP) wird gemessen. Bei der Ableitung akustisch evozierter Potentiale wird das zu untersuchende Ohr Klicklauten ausgesetzt, während man das andere Ohr durch einen Rauschton ablenkt. Die Nervenimpulse, die durch die Klicklaute ausgelöst werden, kann man durch Elektroden, die über der Hörbahn und dem Hörzentrum im Gehirn angebracht sind, ableiten und aufzeichnen. Aus dem zeitlichen Eintreffen der Impulse und aus dem Bild der abgeleiteten Kurven kann man (unter anderem) auf entzündliche Veränderungen des Hörnerven schließen.

Mit Hilfe der Magnetstimulation kann man heute auch die Leitfähigkeit der motorischen Bahnen messen und für die Diagnose und Verlaufsbeobachtung verwenden.

Neue diagnostische Kriterien zur Frühdiagnose der MS

Bevor die Kernspintomographie (Magnetresonanztomographie, MRT) entwickelt und in die medizinische Diagnostik eingeführt wurde, wurde die Diagnose der Multiplen Sklerose erst dann sicher gestellt, wenn ein Patient zwei Schübe mit charakteristischen Symptomen einer MS erlitten hatte. Schließlich hätten die Symptome des ersten Schubes auch für immer verschwinden oder eine ganz andere Ursache dafür entdeckt werden können.
Dennoch verunsichert bereits nach einem ersten Schub mit typischen MS-Symptomen die im Raum stehende Verdachtsdiagnose die Patienten; und das Abwarten eines zweiten Schubes, der eventuell erst nach Jahren auftritt, zögert eine erwiesenermaßen wirksame Frühtherapie unnötig hinaus.
Mit Hilfe der Kernspintomographie lassen sich heute bereits beim ersten Schub einer Multiplen Sklerose die typischen Veränderungen dieser Krankheit im zentralen Nervensystem darstellen. Nachdem sich diese Läsionen als verlässliche Faktoren für die Entwicklung einer MS erwiesen haben, wurden im Jahr 2001 die Kriterien zur Diagnose der MS neu festgelegt.

Nach diesen neuen Kriterien zur Frühdiagnose der MS, die nach dem Leiter der Expertengruppe, die sie entwickelt hat, auch McDonald-Kriterien genannt werden, ist es heute bereits möglich, in vielen Fällen bereits beim ersten Schub die Diagnose MS zu stellen.
Die Diagnose einer Multiplen Sklerose gilt nach wie vor als sicher, wenn zwei Schübe an unterschiedlichen Orten des zentralen Nervensystems

abgelaufen sind. Nach den neuen Kriterien ist die Diagnose auch dann schon gesichert, wenn bei einem ersten Schub mit Hilfe der Kernspintomographie weitere für eine MS typische Herde an einem anderen Ort des zentralen Nervensystems gefunden werden, von denen mindestens einer Aktivität zeigt, d. h. in der Kernspintomographie das Kontrastmittel Gadolinium anreichern muss. Die Diagnose kann außerdem durch den Nachweis einer Immunantwort in der Rückenmarksflüssigkeit gestützt werden (siehe auch Seiten 33-35). Andere Ursachen für die jeweiligen Symptome müssen sicher ausgeschlossen werden.
Da die Diagnose der Multiplen Sklerose mit Hilfe der Kernspintomographie heute in vielen Fällen sehr früh möglich ist, kann man auch die Behandlung weitaus früher beginnen. Der schicksalhafte Verlauf der Krankheit kann dadurch nachweislich günstig beeinflusst werden.

Insgesamt ist die kernspintomographische Untersuchung für alle Formen der MS heute neben der Liquoruntersuchung die wichtigste diagnostische Maßnahme zur - möglichst frühen - Diagnose sowie zur Verlaufskontrolle der Erkrankung.

Therapie der Multiplen Sklerose

Die Säulen der MS-Behandlung sind die Schubtherapie, die Immuntherapie und die Behandlung der Funktionsstörungen.

Die Entstehung der Multiplen Sklerose ist unbekannt und eine vollständige Heilung bis heute nicht möglich. Dennoch kann man die Multiple Sklerose heute besser denn je behandeln.

Vom ersten Schock bis zur Akzeptanz - das Verarbeiten der Diagnose

Die Konfrontation mit der Diagnose Multiple Sklerose ruft bei den meisten Betroffenen einen Schock hervor. Das ist einfühlbar, denn diese chronische Krankheit muss von nun an in Lebensplanung und Lebensgestaltung einbezogen werden. Die Krankheit wird Sie begleiten, auch wenn sie zurzeit gerade keine Beschwerden macht.

Sie werden zu Beginn der Erkrankung heftige Gefühle, Verzweiflung und vielleicht auch Enttäuschung und Selbstmitleid spüren. Dies ist der erste Schritt, die Krankheit zu bewältigen. Gelingt es Ihnen nicht, Ihre negativen Gefühle alleine zu bewältigen, sollten Sie professionelle Hilfe, zum Beispiel bei den Beratungsstellen der DMSG (Deutsche Multiple Sklerose Gesellschaft) suchen. Dennoch sollte die Multiple Sklerose nicht der Mittelpunkt Ihres Lebens werden.

Schließlich sind Ihnen auch diese heftigen Gefühle dabei behilflich, sich mit der Tatsache, MS-krank zu sein, auf allen Ebenen auseinanderzusetzen. Allerdings sollten Sie auf dem Weg zur Akzeptanz der Krankheit nicht zu lange in trauriger Stimmung oder in wütender Ablehnung aller Hilfe verharren.

Der wichtigste Schritt, mit der Krankheit leben zu können, ist, sie anzunehmen. Nutzen Sie Ihre Energie, das "Management" Ihrer Krankheit aktiv in die Hand zu nehmen und Ihr Leben bewusst zu gestalten. Informieren Sie sich umfassend über Ihre Erkrankung und die heutigen Behandlungsmöglichkeiten.

Jemand, der kaum unter Symptomen leidet, aber unter massiven Ängsten vor der Zukunft, hat eine schlechtere Lebensqualität als jemand, der stärker betroffen ist, aber seine Beeinträchtigung akzeptiert. Entdecken Sie verborgene Talente, statt sich zum Beispiel darüber zu ärgern, dass Sie nicht mehr alpin Skifahren können.

Lernen Sie, die eigenen Bedürfnisse zu erkennen, vielleicht ist das etwas, was früher gar nicht zu Ihren Fähigkeiten gehörte. Jetzt müssen Sie es tun, denn immer dann, wenn Sie Ihre Bedürfnisse, Ihre Gefühle, Ihre körperlichen und seelischen Grenzen nicht beachten, wird die Krankheit Sie vielleicht daran erinnern.

Allgemeine Ratschläge für eine gesunde Lebensführung bei MS

Für MS-Kranke gelten im Prinzip die gleichen Empfehlungen für eine gesunde Lebensweise wie für alle anderen Menschen.

Planung und Gestaltung des Tagesablaufs

Planen Sie bei jeder Tätigkeit, egal ob im Haushalt, im Beruf oder in der Freizeit, ausreichend und genügend lange Pausen ein, wenn Sie sich in Ihrer Leistungsfähigkeit beeinträchtigt fühlen. Die meisten MS-Kranken sind nach kurzen etwa fünf- bis zehnminütigen Unterbrechungen ihrer Arbeit wieder ausgeruht und belastbar.

Vermeiden Sie ungewöhnliche körperliche Anstrengungen und - soweit möglich - seelischen Stress. Wenn Sie beim Sport oder bei der Arbeit Einschränkungen bemerken, dann versuchen Sie nicht, dagegen anzugehen, sondern die Belastungen in Zukunft Ihrer Leistungsfähigkeit anzupassen.
Seien Sie dennoch aktiv, nutzen Sie Freizeitangebote oder betätigen Sie sich ehrenamtlich, zum Beispiel in der Deutschen Multiple Sklerose Gesellschaft (DMSG). Alle Beschäftigungen, die Ihnen Spaß machen, Ihre Lebensqualität verbessern und Ihnen Erfolgserlebnisse vermitteln, tun Ihnen gut.

Schlafen Sie ausreichend lange und regelmäßig. Wenn sich ein Mittagsschlaf günstig auf Ihre Leistungsfähigkeit auswirkt und mit Ihren Aufgaben vereinbar ist, können Sie vielleicht auch am späten Abend Ihre Arbeit noch fortsetzen.

Bereits auf geringe Schwankungen der Körpertemperatur oder der Umgebungstemperatur reagieren viele MS-Kranke mit einer Verschlechterung ihres Befindens. Das bedeutet zwar keinen neuen Schub, es ist aber sehr unangenehm, wenn in der Wärme die Steifigkeit der Muskeln, die Koordinationsstörungen oder die Müdigkeit stärker hervortreten. Vermeiden Sie daher vor allem Überhitzungen, wie zum Beispiel ausgedehnte Sonnenbäder, Saunabesuche, heiße Wannenbäder und Thermalbäder, wenn Sie temperaturempfindlich sind. Auch Fieber kann bei vielen MS-Kranken zu einer Verschlechterung des Befindens führen oder alte Symptome wieder zum Vorschein bringen. Mit Fieber verbundene Verschlechterungen sind kein Schub. Sie sollten die erhöhte Temperatur frühzeitig mit Hilfe von fiebersenkenden Mitteln, wie zum Beispiel Paracetamol, senken.

Besonders darauf hinweisen möchten wir, dass Sie jede medikamentöse Therapie oder deren Änderung mit Ihrem behandelnden Arzt besprechen sollten.

Ernährung

Ernähren Sie sich gesund und vielseitig. Lassen Sie sich von niemandem einreden, dass eine spezielle Diät in der Lage sei, die Multiple Sklerose zu heilen. Viele teure Diäten sind MS-Kranken empfohlen worden und es kann Ihnen passieren, dass Sie durch einseitige Kostformen bald unter Mangelerscheinungen leiden, die Sie unnötig belasten.

Achten Sie aber darauf, dass Ihre Nahrung, neben der Freude, die sie Ihnen auf jeden Fall machen soll, nicht zu kalorienreich ist, dafür aber viele Vitamine, Mineralien und Ballaststoffe enthält. Insbesondere Vitamin C und E gelten als Zellschutzfaktoren. Sorgen Sie dafür, dass Sie weder zuviel noch zuwenig wiegen. Nehmen Sie viel Flüssigkeit zu sich, dadurch bleibt der Darm in Bewegung, außerdem werden Niere und Blase gut durchgespült. Fragen Sie Ihren Arzt, wieviel Sie persönlich täglich trinken dürfen, denn es gibt Erkrankungen, die nicht zu viel Flüssigkeit erlauben. Beugen Sie mit einer ballaststoffreichen Ernährung, viel Flüssigkeit und ausreichender körperlicher Bewegung der Darmträgheit vor.

Genussmittel

Meiden Sie Alkohol, vor allem in größeren Mengen. MS-Kranke vertragen in der Regel mit Beginn der Erkrankung weniger Alkohol. Ein bis zwei Glas Wein oder Bier dürfen Sie sich dagegen ab und zu gönnen. Rauchen Sie nicht. Nicht, weil Sie an MS leiden, sondern wegen der allgemeinen gesundheitlichen Risiken, die das Rauchen mit sich bringt. Wenn es Ihnen überhaupt nicht gelingen sollte, das Rauchen aufzugeben, dann beschränken Sie es zumindest auf 5 bis maximal 10 Zigaretten am Tag. Bedenken Sie aber, dass Rauchen früher oder später zu Gefäßverengungen und Durchblutungsstörungen führt und Sie damit noch mehr Probleme bekommen, als Ihnen die MS ohnehin schon bereitet.

Nach all diesen Hinweisen sollten Sie das Wichtigste nicht vergessen, nämlich dass Sie sich trotz Ihrer Krankheit Ihres Lebens freuen können. Leben Sie bewusster und genießen Sie jeden Augenblick. Schaffen Sie sich selbst eine Vielzahl schöner Momente, richten Sie Ihre Aufmerksamkeit auf alles Gute und Wohltuende, und lassen Sie keine Gelegenheit aus, auf Ihre ganz persönliche Weise das Leben zu genießen.

Bewegung und Sport

Menschen mit MS sollten so früh wie möglich mit einem Bewegungsprogramm beginnen. Dies gilt für alle Betroffenen und ist selbst dann sehr wichtig, wenn Sie bisher nur wenige Schübe hatten und sich alle Symptome nach den Schüben wieder zurückgebildet haben.

Hierzu einige Ratschläge:
Wenn Sie bisher eher ein Anhänger der bequemen Lebensweise waren, wird es Ihnen zunächst schwer fallen, sich für eine sportliche Betätigung zu begeistern. Suchen Sie sich auf jeden Fall eine Sportart oder Bewegungsform aus, die Ihnen Freude macht und die Sie zeitlich gut mit Ihren beruflichen und privaten Anforderungen verbinden können. Der regelmäßige Gang in ein Fitnessstudio ist für die meisten unproblematisch und dient dem Muskelaufbau und dem Ausdauertraining.

Ein wichtiger Grundsatz für alle Sporttreibenden mit Multipler Sklerose ist, dass Sie sich nur so stark belasten sollten, bis Sie ermüden. Gehen Sie nur an die Grenze Ihrer Belastbarkeit, Mannschaftssport ist deshalb in vielen Fällen eher ungeeignet.

Sie haben den Grad Ihrer Belastung dann richtig gewählt, wenn Sie sich spätestens eine Stunde nach dem Sport wieder vollkommen erholt haben. Ruhen Sie sich nach einer sportlichen Betätigung immer aus.

Obwohl der wichtigste Grundsatz ist, dass Sie die Sportart wählen sollten, die Ihnen am besten gefällt, wird MS-Patienten vor allem regelmäßiges **Schwimmen** empfohlen. Wenn Sie wärmeempfindlich sind, sollten Sie nicht in Warmwasserbecken mit Temperaturen über 27° C schwimmen. Auch Thermalbäder mit teilweise weit höheren Temperaturen können Sie rasch erschöpfen. Wenn Sie infektanfällig sind, sollten Sie allerdings zu Zeiten von Erkältungskrankheiten öffentliche Schwimmbäder meiden.

Radfahren ist ebenfalls ein gutes Training für die Beinmuskulatur und die gesamte Kondition. Allerdings sollten Sie auf diese Bewegung dann verzichten, wenn Koordinationsstörungen Sie unsicher machen. Hier kann ein spezielles Dreirad hilfreich sein.

Reiten gilt als besonders günstige Sportart, da sie den Gleichgewichtssinn trainiert und der Bewegungsablauf gleichzeitig einer vermehrten Muskelsteifigkeit entgegenwirkt. MS-Patienten mit stärkeren Einschränkungen ihrer Beweglichkeit profitieren von der Reittherapie (Hippotherapie), die unter Anleitung einer speziell ausgebildeten Fachkraft durchgeführt wird.

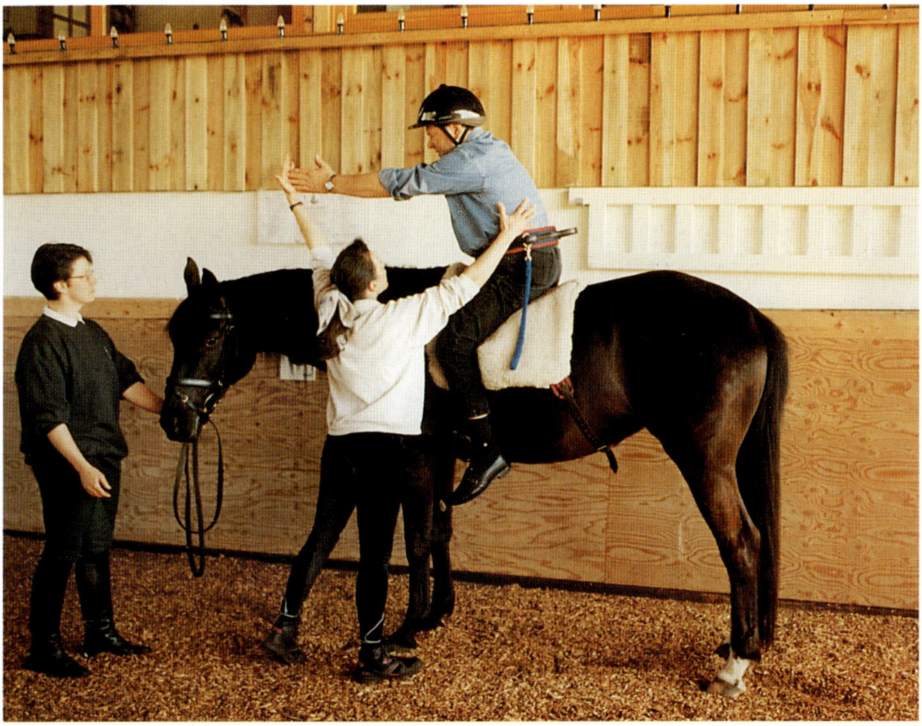

***Abbildung 13**: Hippotherapie.*
Foto mit freundlicher Genehmigung des Reitstalls "Am Gute", Einrichtung für Therapeutisches Reiten (DKThR), 29664 Walsrode, und Gräfin Dohne

Auch beim **Tennisspielen** und anderen **Ballspielen** werden die Muskeln des Rückens und der Beine sowie die Koordination verschiedener Bewegungen geübt.
Halten Sie bei jeder Sportart die wichtige Aufwärmphase vor der eigentlichen Belastung ein, und schließen Sie an die körperliche Aktivität immer eine Phase der Entspannung an, wobei Sie die eingesetzten Muskelgruppen vorsichtig dehnen.

Treiben Sie während eines Schubes und auch einige Wochen danach keinen Leistungssport. Beugen Sie aber mit Hilfe einer krankengymnastischen Heilbehandlung schon in dieser Zeit einer Einschränkung Ihrer Beweglichkeit vor.
Wenn Sie auch zwischen den Schüben unter einer stärkeren Bewegungseinschränkung durch Spastik oder Lähmungserscheinungen leiden, sollten Sie zusammen mit einer krankengymnastischen Fachkraft spezielle Bewegungsabläufe, die diesen Beschwerden entgegenwirken, erlernen und üben.

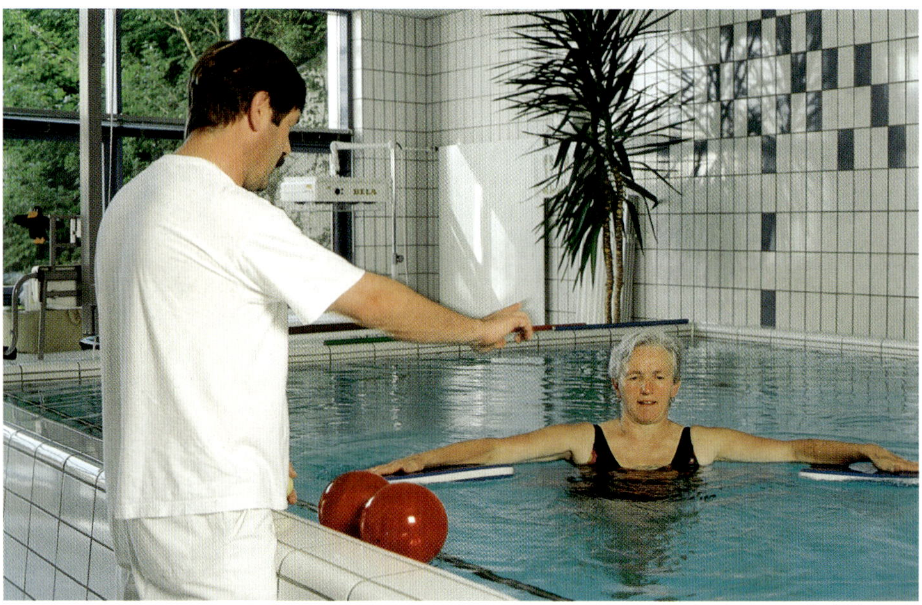

***Abbildung 14**: Da der Auftrieb im Wasser die Schwerkraft verringert, kann sich der MS-Patient im Wasser leichter bewegen.*

Physikalische Maßnahmen

Physiotherapie und Krankengymnastik gehören grundsätzlich zu jedem Behandlungskonzept der Multiplen Sklerose. Sie werden oft in Kombination mit Medikamenten zur Linderung bestimmter Symptome, insbesondere von Lähmungen, Spastik, Koordinations-, Gleichgewichts- und Gangstörungen eingesetzt. Mit Hilfe physiotherapeutischer Maßnahmen soll der MS-Patient so lange wie möglich seine Mobilität und Selbständigkeit erhalten, Funktionseinschränkungen durch Erlernen ähnlicher Fähigkeiten und Funktionen kompensieren und Komplikationen so weit wie möglich vorbeugen.

Die wichtigsten aktiven Therapieverfahren, die bei der MS angewandt werden, sind die Methode nach Bobath, die propriozeptive neuromuskuläre Fazilitation und die Methode nach Vojta, die alle auf neurophysiologischen Erkenntnissen beruhen. Sie unterscheiden sich zwar voneinander, haben aber mehreren Studien zufolge eine ähnlich gute Wirkung.

Das von der Physiotherapeutin Berta Bobath und dem Neurologen Dr. Karel Bobath im letzten Jahrhundert entwickelte **Bobath-Konzept** wurde anfänglich vor allem zur Behandlung von angeborenen Bewegungsstörungen bei Säuglingen und Kindern eingesetzt. Mittlerweile werden auch Erwachsene mit verschiedenen neurologischen Krankheiten, insbesondere auch der MS, nach dem Bobath-Konzept behandelt. Wesentliches Ziel der Behandlung ist die Herstellung einer möglichst normalen Spannung der Muskulatur sowie eine Optimierung der Haltung und des Gleichgewichts, wobei krankhafte Reflexmechanismen möglichst unterdrückt und höhere Bewegungs- und Haltungsreflexe gebahnt und eingeübt werden. Dieses motorische Lernen vollzieht der Patient durch ständiges Ausprobieren und Wiederholen von günstigen Bewegungsabläufen, wobei ihn der Therapeut durch Setzen von speziellen Reizen unterstützt. Die Behandlung wird auf die individuellen Bedürfnisse und Voraussetzungen des Patienten abgestimmt und so alltagsnah wie möglich durchgeführt.

Neben diesen aktiven übenden Verfahren kommen auch **passive krankengymnastische Maßnahmen** zur Anwendung, wie z. B. das Dehnen spastischer Muskeln. Dies kann sowohl durch langsames und vorsichtiges Bewegen der übermäßig mit Spannung reagierenden Muskulatur als auch durch spezielle Lagerungen erreicht werden. Um einer Kontraktur spastischer Muskeln entgegenzuwirken, werden auch Schienen eingesetzt, die mehrere Stunden am Tag getragen werden. Heute werden vor allem dynamische Schienen eingesetzt, bei denen der Grad der Dehnung individuell verändert werden kann.

Bei Lähmungen der Beinmuskulatur haben sich motorgetriebene Fahrräder bewährt, die ebenfalls die Spastik in den Beinen verringern können. Ebenfalls als effektiv hat sich die Laufbandtherapie mit teilweiser Entlastung des Körpergewichts erwiesen.

Zusätzlich zu den klassischen neurophysiologisch fundierten Methoden und krankengymnastischen Maßnahmen ist die Anwendung physikalischer Reize, wie z. B. Kälte, Vibration und elektrischer Strom, vor allem zur Linderung spastischer Symptome gut wirksam.

Bewegung im Wasser ist für MS-Patienten besonders günstig, da der Auftrieb des Wassers die Schwerkraft verringert und die Bewegungen erleichtert. Im Wasser kann sogar ein Patient mit stärkerer Spastik Bewegungen mit größerer Leichtigkeit ausführen, die ihm sonst nur mit viel Mühe gelingen. Schwimmen und **Wassergymnastik** sind daher günstige Sportarten für Menschen mit MS.

Verschiedene Maßnahmen der **Kneipp-Therapie** bringen den Kreislauf in Schwung, fördern die Durchblutung und helfen, die ständige Müdigkeit zu lindern. Günstig wirken dabei vor allem kalte Anwendungen, wie Waschungen, Tautreten, Güsse und Bäder, auch milde Wechselbäder haben in der Regel positive Auswirkungen. Kranke mit chronischen Harnwegsinfektionen sollen aber bei allen Anwendungen vorsichtig sein.
Während Eisanwendungen - möglichst unter krankengymnastischer Anleitung - die Bewegung verspannter und spastischer Muskeln zu erleichtern vermögen, können heiße Packungen, wie Fango, aber auch Heißluft zu einer Verschlechterung der Symptome führen. Patienten mit Spastik empfinden Wärme aber auch gelegentlich als hilfreich.
Massagen können verspannte Muskeln lockern und dadurch hervorgerufene Schmerzen lindern. Eine bestehende Spastik kann damit aber verstärkt werden.

Neben diesen klassischen Verfahren der Physiotherapie kommen zunehmend auch Methoden zum Einsatz, deren Wirksamkeit bisher nicht wissenschaftlich belegt ist, wie z. B. die Osteopathie, QiGong und TaiChi.

Die Mitte des 19. Jahrhunderts in den USA von Dr. Taylor Still entwickelte Osteopathie geht davon aus, dass die Gesundheit des Menschen in erster Linie von der Funktionsfähigkeit seiner Wirbelsäule abhängt. Im Umkehrschluss lassen sich nach der Lehre der **Osteopathie** auch zahlreiche Krankheiten heilen, wenn diese Beeinträchtigungen entdeckt und korrigiert werden können. Dieser theoretische Hintergrund ist nach den heutigen wissenschaftlichen Erkenntnissen sicher nicht haltbar, und vor allem die Multiple Sklerose beruht keinesfalls auf einer Erkrankung oder Funktionsstörung der Wirbelsäule. Dennoch empfinden viele MS-Patienten die zumeist sehr sanften Verfahren der Osteopathie als angenehm und hilfreich. Allerdings darf die Osteopathie bei MS-Patienten nur als begleitende Maßnahme im Gesamtkonzept der MS-Behandlung von einem erfahrenen Therapeuten und in enger Zusammenarbeit mit dem betreuenden Neurologen angewandt werden. Manipulationen an der Wirbelsäule müssen hierbei unbedingt vermieden werden.

Eine ebenfalls sehr ruhige und sanfte sowie von vielen MS-Kranken als wohltuend empfundene Bewegungstherapie ist das **QiGong**, das der alten chinesichen Kultur entspringt und einen Teilbereich der traditionellen chinesischen Medizin darstellt. Die in der Regel einfach zu erlernenden Übungen des QiGong werden im Stehen, Gehen, Sitzen oder Liegen durchgeführt und können bei jedem MS-Kranken an seine individuellen Fähigkeiten und krankheitsbedingten Einschränkungen angepasst werden. Dabei kommt es weniger auf die richtige Ausführung der ruhig fließenden Bewegungen an, sondern auch auf eine entspannte, vertiefte Atmung und die Entwicklung einer größeren Achtsamkeit für den eigenen Körper. Neben der Beweglichkeit lernt der Patient loszulassen und sich zu entspannen, gleichzeitig erspürt und fördert er durch die Übungen seine Kraft.

Ergotherapie

Mit Hilfe der Ergotherapie können Sie bei Störungen der Feinbeweglichkeit Feinmotorik bzw. Koordination üben und die Abläufe feiner Finger- und Handbewegungen verbessern, die im Alltag unerlässlich sind. Die ergotherapeutischen Übungen fördern auch geistige Fähigkeiten, wie Konzentration, Aufmerksamkeit und Merkfähigkeit.

Spezielle Bewegungstrainer, die aktiv und passiv arbeiten - z. B. MOTOmed -, Laufbänder oder ein Spezialfahrrad, sind hilfreich und verordnungsfähig.

Medikamentöse Therapie der Multiplen Sklerose

Die medikamentöse MS-Therapie hat zum Ziel den Verlauf der Erkrankung günstig zu beeinflussen, bestehende Symptome zu bessern und die Lebensqualität der Betroffenen zu erhalten.

Ziele der Therapiemaßnahmen sind

- Behandlung des akuten Schubes,
- Vorbeugung vor bzw. Abschwächung von weiteren Schüben,
- Verlangsamung des Fortschreitens der Behinderung,
- Behandlung von speziellen Symptomen.

In allen Phasen der Krankheit sollte die medikamentöse Behandlung immer mit physiotherapeutischen Übungen und weiteren unterstützenden Maßnahmen verbunden sein.

Behandlung des akuten Schubs

Ein akuter Schub macht sich bemerkbar durch

- das Auftreten neuer, bisher unbekannter Symptome,
- die Wiederkehr von früheren Symptomen, die sich in der Zwischenzeit weitgehend zurückgebildet hatten,
- die Verschlimmerung bestehender Symptome, die unabhängig von Fieber und Belastungen auftreten und länger als einen Tag bestehen.

Vielfach variieren die Beschwerden (oder auch nur die Befindlichkeit eines MS-Kranken) im Laufe eines Tages stark und nehmen durch verschiedene Belastungen kurzfristig zu. Diese Schwankungen sollten nicht mit einem Schub verwechselt werden.

Ein akuter Schub wird heute mit hoch dosierter Kortison-Puls-Therapie (Bolus- oder Stoßtherapie) über 3 bis 5 Tage und anschließender oraler Therapie mit Kortisontabletten in absteigender Dosierung behandelt. Diese Therapie lässt die Symptome rascher wieder abklingen und verkürzt so die Dauer der Schübe. Durch die Infusion hoher Kortisondosen (zum Beispiel bis 1g Methylprednisolon pro Tag) werden nicht nur die Symptome verbessert, sondern auch die ihnen zugrunde liegenden akuten Entzündungsherde klingen rascher wieder ab. Dies könnte man, wenn man eine Kernspinuntersuchung vor und nach der Therapie durchführen würde, an der Abnahme der Kontrastmittelaufnahme erkennen. Bei unzureichendem Ansprechen auf die Pulstherapie kann diese in höherer Dosierung (z. B. 2 Gramm Methylprednisolon pro Tag) wiederholt werden.

Die Wirkung von Kortison beruht vor allem auf

der Abdichtung der Blut-Hirn-Schranke,
der Verminderung der entzündlichen Flüssigkeitsansammlung um die akut aufgetretenen entzündlichen Plaques,
- der Verminderung der entzündungsfördernden Botenstoffe,
- der Hemmung der autoaggressiven weißen Blutzellen
und auf dem vorzeitigen Zelltod der autoagressiven Lymphozyten.

Viele Patienten schrecken zunächst vor einer Kortisonbehandlung zurück, da sie von möglichen, gefährlichen und unangenehmen Nebenwirkungen einer solchen Therapie gehört haben. Diese Nebenwirkungen - Gewichtszunahme, Kortisonakne, Osteoporose - treten in der Regel aber nur unter einer lang dauernden Behandlung mit Kortison auf. Die Kortison-Stoßtherapie führt jedoch nur selten zu unerwünschten Wirkungen und kann auch ambulant durchgeführt werden. Gelegentlich beklagen die Patienten Herzklopfen, leichte Unruhe, Heißhunger und Schlafstörungen.

Sehr selten ist der Verlauf eines Schubes so aggressiv, dass man sich zu einer Blutwäsche (Plasmapherese) entschließen muss.

Langzeittherapie

Immunmodulatorische Langzeittherapie

1999 wurde im Rahmen einer Konsensus-Konferenz zur MS-Therapie erstmalig länderübergreifend (Deutschland, Österreich, Schweiz) eine erste Empfehlung zur immunprophylaktischen Stufentherapie erarbeitet, die 2003 zuletzt ergänzt wurde (Abbildung 15).

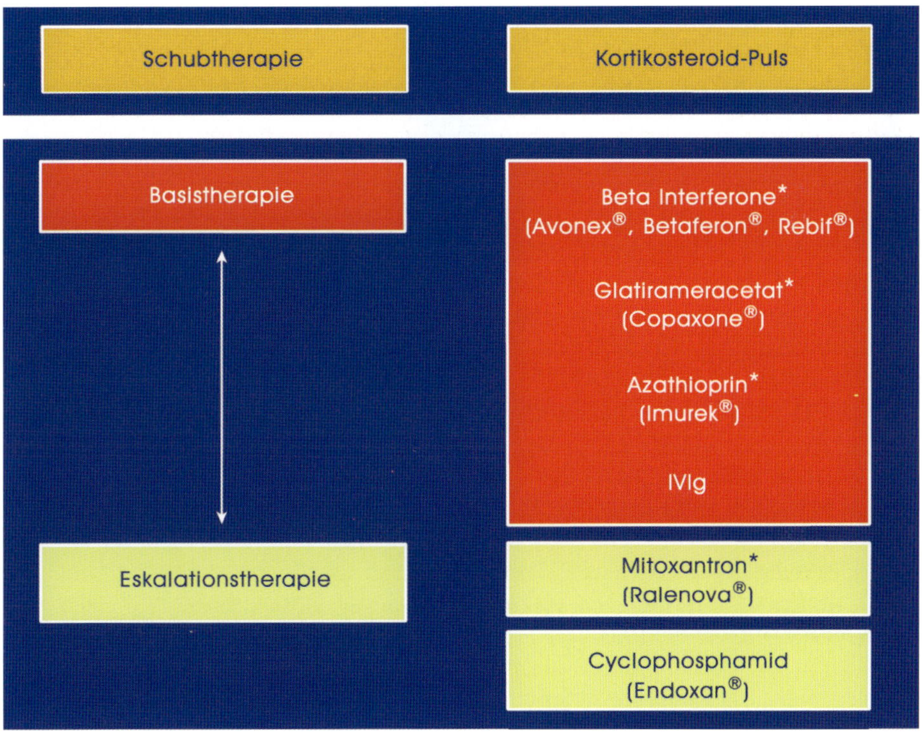

***Abbildung 15**: Therapieschema der schubförmigen MS.*
**zur Therapie der schubförmigen MS zugelassene Medikamente*

Expertenempfehlung

Zur Verhinderung von Schüben empfiehlt man heute Patienten mit schubförmig verlaufender Multipler Sklerose eine Langzeittherapie mit Interferon beta oder Glatirameracetat, sofern keine Gegenanzeigen bestehen. Für diese Medikamente ist in verschiedenen Studien nachgewiesen worden, dass sie die Häufigkeit der Schübe und deren

Schwere deutlich vermindern können. Je nach Präparat konnte auch eine Reduzierung des Risikos einer fortschreitenden Behinderung gezeigt werden. Auch die krankheitsbedingten Veränderungen in Gehirn und Rückenmark (Zunahme der Plaques und fortschreitende Hirnatrophie) verringern sich durch diese Behandlung.
Die immunmodulatorische Behandlung mit Interferon beta oder Glatirameracetat führt zu einer Verringerung der Zahl der Krankheitsschübe und im Idealfall zur Schubfreiheit. Eine signifikante Verlangsamung des Fortschreitens der Erkrankung beim schubförmigen Verlauf wurde bisher nur für Interferon Beta-1a-Präparate nachgewiesen.

Der Mensch bildet selbst drei unterschiedliche Interferone: Interferon gamma, Interferon alpha und Interferon beta. Nur Interferon beta hat sich in der Behandlung der Multiplen Sklerose als wirksam erwiesen und wurde weltweit als erstes Medikament zur immunmodulatorischen Therapie der MS zugelassen. Derzeit sind drei Interferon beta-Präparate zur immunmodulatorischen Behandlung der schubförmigen MS in Deutschland zugelassen. Daneben gibt es weitere Medikamente, die in der Therapie der MS eingesetzt werden, im Sinne einer Stufentherapie (s. Abbildung 15).

Alle Beta-Interferone rufen bei der Mehrzahl der Behandelten als Nebenwirkung grippeähnliche Symptome wie Fieber, Schüttelfrost, Kopf- und Gliederschmerzen, Müdigkeit sowie ein gestörtes Allgemeinbefinden, und eventuell Durchfall und Übelkeit hervor, die unmittelbar nach der Injektion auftreten und in der Regel innerhalb von 24 Stunden wieder abklingen. Die Erhöhung der Körpertemperatur, die zu einer Zunahme der MS-Symptome führen kann, sollte mit Hilfe von fiebersenkenden Mitteln wie Paracetamol oder Ibuprofen behandelt werden. Seltene Nebenwirkungen sind Blutbildveränderungen, Erhöhung der Leberwerte und möglicherweise Depressionen.
Unter der Langzeitbehandlung mit Beta-Interferonen kann der Körper Antikörper gegen Interferon beta bilden, allerdings können diese im weiteren Verlauf der Behandlung auch wieder verschwinden. Beim Nachweis großer Mengen von neutralisierenden Antikörpern sollte die immunmodulatorische Therapie umgestellt werden, insbesondere dann, wenn der Behandlungserfolg unzureichend ist.

Interferon beta-1b (Betaferon®) wird mit Hilfe gentechnologisch veränderter E.-coli-Bakterien produziert. Zur Behandlung der MS wird dieses Mittel jeden 2. Tag unter die Haut (subkutan) injiziert. Die Struktur dieses Interferons weicht von der des menschlichen Interferons geringfügig ab. An der Einstichstelle kommt es häufig zu Rötungen und Schwellungen, selten zum Absterben des Gewebes (Hautnekrosen).

Interferon beta-1a wird mit Hilfe von Säugetierzellen gentechnologisch hergestellt und ist mit menschlichem Interferon beta identisch. Es ruft im Prinzip die gleichen Nebenwirkungen wie Interferon beta-1b (s. o.) hervor, allerdings treten Entzündungen an der Einstichstelle bei intramuskulärer Injektion seltener auf. Die Bildung von Antikörpern wird unter Interferon beta-1a, insbesondere bei intramuskulärer Gabe, seltener beobachtet.

Die beiden in Deutschland erhältlichen Interferon beta-1a-Präparate unterscheiden sich in der Art der Anwendung, wobei das eine (Avonex®) den Vorteil bietet, dass es nur einmal pro Woche in den Muskel gespritzt wird, während das andere (Rebif®) dreimal pro Woche unter die Haut injiziert wird.

Interferone dürfen nicht angewendet werden

- bei Patienten mit einer (nicht ausreichend behandelbaren) Epilepsie,
- bei Patienten mit schweren Depressionen und Selbstmordgefährdung,
- bei einer Überempfindlichkeit gegen Interferon oder andere Inhaltsstoffe und
- während der Schwangerschaft und Stillzeit.

Bei allen schweren internistischen Erkrankungen wie Herz-Kreislauf-Schwäche, bestehenden Leberschäden, chronischen Infektionen sowie begleitenden Autoimmunerkrankungen (z. B. Hashimoto-Thyreoiditis, Colitis ulcerosa, chronische Polyarthritis) ist Vorsicht geboten. Bei schweren chronischen Hauterkrankungen, wie z. B. Psoriasis, Neurodermitis und Urtikaria, ist eine subkutane Gabe ungünstig.

Die Behandlung mit Interferon beta kann während eines akuten Schubs begonnen werden. Kommt es unter der Interferon beta-Therapie zu einem neuen Schub, soll die Behandlung bei gleichzeitiger Schubtherapie nicht unterbrochen werden.

Praktische Tipps zur Behandlung mit Interferon beta

- Größere Freiheit erhalten Sie, wenn Sie (oder Ihre Angehörigen) die jeweilige Injektionstechnik nach fachlicher Anleitung erlernen und sie später selbstständig durchführen können. Das ist besonders bei dem häufigen Spritzen unter die Haut sinnvoll. Aber auch die intramuskuläre Injektion führen Sie selbst oder Ihr Partner nach entsprechender Schulung durch. Zur Erleichterung des Spritzens stehen automatische Injektionshilfen (Injectomaten) zur Verfügung.
- Wechseln Sie jedesmal die Injektionsstelle entsprechend den Anleitungen des Herstellers.
- Bewahren Sie das Interferon an einem für Kinder unzugänglichen Ort auf. Lagern und verwenden Sie das Präparat entsprechend den Vorschriften des Herstellers.

- Teilen Sie mögliche Nebenwirkungen sofort Ihrem Arzt mit. Er allein kann herausfinden, ob diese Beschwerden im Zusammenhang mit der Interferon-Therapie stehen oder ob sie einen ganz anderen Grund haben. Informieren Sie Ihren Arzt vor allem auch dann, wenn sich Ihre Stimmung ändert und Sie sich niedergeschlagen oder lustlos fühlen, wenn Sie stark an Gewicht zu- oder abnehmen oder an Konzentrationsschwäche und Schlafstörungen leiden.
- Unterbrechen Sie die Interferon-Behandlung nicht eigenmächtig. Beraten Sie sich immer erst mit Ihrem Arzt, wenn Sie eine Änderung Ihrer Behandlung wünschen.
- Das Interferon Beta-1a-Präparat Rebif® ist als Fertigspritze erhältlich. Dies gilt seit Mitte August 2003 ebenfalls für das Interferon Beta-1a-Präparat Avonex®. Betaferon® als Interferon Beta-1b-Präparat ist aufzubereiten und stellt ein Lyophilisat dar.
- Günstig ist es, wenn MS-Betroffene eine Bescheinigung bei sich tragen, in dem die Behandlung der Krankheit dokumentiert wird.

Frühtherapie der MS

Sofern eine Behandlung mit Interferon beta angezeigt ist, sollte sie möglichst früh beginnen, um den Verlauf der Erkrankung positiv zu beeinflussen. Da die Krankheit nach den neuen diagnostischen Kriterien heute sehr früh, und zwar in den meisten Fällen bereits nach dem ersten Schub diagnostiziert werden kann, wird man hier auch sofort mit einer Interferon beta-Therapie beginnen, sofern keine Gegenanzeigen bestehen. Aufgrund der Ergebnisse einer Studie wurde das Interferon beta-1a-Präparat Avonex® 2002 zur Behandlung für Patienten nach dem ersten Schub zugelassen, bei denen ein hohes Risiko für ein rasches Fortschreiten der Erkrankung besteht. Innerhalb der Behandlungszeit von drei Jahren konnte bei den mit diesem Präparat behandelten MS-Patienten mit einem ersten Krankheitsschub das Risiko eines erneuten Schubes gegenüber den Kranken, die nur ein Scheinpräparat erhielten, um zirka 44 % gesenkt werden.

Therapie mit Glatirameracetat

Seit 2001 ist ein weiteres Medikament zur Immuntherapie mit dem Namen Copaxone® erhältlich, das einmal täglich unter die Haut gespritzt wird. Glatirameracetat ist eine synthetische Mischung aus verschiedenen Aminosäureketten, die aus einer zufälligen Folge von vier verschiedenen Aminosäuren in einem festgesetzten Mischungsverhältnis bestehen. Dieses Gemisch ähnelt Bestandteilen der Myelinscheiden. Auch mit Hilfe dieser immunmodulatorischen Behandlung, die über einen anderen Mechanismus wirkt als die Beta-Interferone, konnte die Schubrate gesenkt werden.

Nebenwirkungen der Behandlung sind Reaktionen an der Einstichstelle, wie Hautrötungen und Schwellungen, häufig auch Lymphknotenschwellungen und im Verlauf der Langzeittherapie Rückbildungen des Unterhautfettgewebes an den Einstichstellen. Eine weitere Nebenwirkung ist die so genannte subakute Postinjektions-Reaktion (SPIR), die vermutlich durch den Eintritt der Substanz in ein Blutgefäß entsteht. Die Reaktion tritt unmittelbar nach der Injektion auf und ist begleitet von Herzrasen, Atemnot und Blutdruckabfall. Sie klingt in der Regel ohne besondere Maßnahmen innerhalb von 20 Minuten wieder ab. Weiterhin kann es auch in seltenen Fällen nach der Injektion zu einer plötzlichen Rötung der gesamten Körperhaut und zum Anschwellen der Lider kommen, was einer allergischen Reaktion ähnlich sieht. Tritt diese Reaktion wiederholt auf, muss man die Therapie beenden.

Auch für die Injektion von Glatirameracetat steht eine Injektionshilfe zur Verfügung.

Therapie mit Immunglobulinen

Auch intravenöse (in die Vene infundierte) Immunglobuline werden bei der Behandlung der Multiplen Sklerose eingesetzt. Immunglobuline sind aus einem Plasma-Pool von vielen Spendern gewonnene immunregulatorische und immunaktive Eiweiße, die auch zur Behandlung anderer Autoimmunerkrankungen genutzt werden. Im Rahmen der MS-Therapie liegt eine erste größere Studie für den schubförmigen Verlauf vor, in der bei monatlicher Gabe von Immunglobulin 7S eine Verminderung der Schubrate und des Fortschreitens der Erkrankung erreicht werden konnte.
Immunglobuline sind derzeit in Deutschland zur Behandlung der Multiplen Sklerose nicht zugelassen und können daher lediglich dann bei schubförmiger MS angewandt werden, wenn Interferon beta und Glatirameracetat nicht eingesetzt werden können. Haupteinsatzgebiete sind derzeit Kinderwunsch und Stillzeit bei Patientinnen mit schubförmig verlaufender MS. Die Behandlung ist gut verträglich, Nebenwirkungen sind selten. Weitere Studien zur Wirksamkeit beim schubförmigen und beim chronisch progredienten Verlauf werden derzeit durchgeführt.

Immunsuppressive Langzeittherapie

Schon vor Einführung der oben genannten immunmodulatorischen Substanzen - Interferon beta, Glatirameracetat und Immunglobuline - hat man seit mehr als 30 Jahren immunsuppressive Medikamente eingesetzt, in der Hoffnung, die überschießenden und fehlgeleiteten Abwehrreaktionen bei der Multiplen Sklerose zu unterdrücken und damit das Fortschreiten der Krankheit aufzuhalten.
Immunsuppressive Medikamente sind zellwachstumshemmend und verhindern die Bildung von Abwehrzellen. Damit sollen sie auch die für die MS typischen autoaggressiven Lymphozyten unterdrücken oder zumindest eindämmen.

Eine dieser immunsuppressiven Substanzen ist das **Azathioprin**, das sich durch eine relativ gute Verträglichkeit auszeichnet und deshalb auch über längere Zeit verabreicht werden kann. Aufgrund einer Analyse der vorliegenden Studiendaten wurde Azathioprin im Jahr 2000 von der Arzneimittelbehörde (BfArM) zur Therapie der schubförmigen MS zugelassen.
Es wird dann eingesetzt, wenn Patienten eine Injektionstherapie mit den Basistherapeutika Interferon-beta oder Glatirameracetat ablehnen, wenn gegen eine solche Behandlung Kontraindikationen vorliegen oder eine solche immunmodulatorische Behandlung keine ausreichende Wirkung zeigt. Bei Patienten mit begleitenden Autoimmunerkrankungen, z. B. einer Hashimoto-Thyreoiditis, ist Azathioprin neben Immunglobulinen das Mittel der Wahl. Unter der Behandlung kommt es zu einer Abnahme der Zahl der Lymphozyten im Blut, die im Hinblick auf die Rolle der autoaggressiven Lymphozyten bei der MS durchaus erwünscht ist. Um eine zu starke Erniedrigung der Blutzellen nicht zu übersehen, muss das Blutbild zu Beginn der Therapie wöchentlich, später alle drei Monate kontrolliert werden. Weitere Nebenwirkungen sind Magen-Darm-Beschwerden, meist harmlose Veränderungen der Leberwerte (die ebenfalls häufig kontrolliert werden müssen) und vor allem eine vermehrte Infektanfälligkeit. Ein erhöhtes Tumorrisiko wird diskutiert, eine Empfängnisverhütung wird empfohlen.

Mitoxantron ist ein Zytostatikum, das ebenfalls seit langem in der Therapie der Multiplen Sklerose eingesetzt wird und unter dem Handelsnamen Ralenova® neuerdings zur Therapie der schubförmigen progredienten und sekundär progredienten MS zugelassen ist. Das Mittel wird alle drei Monate über eine Armvene infundiert. Allerdings darf es nur über einen begrenzten Zeitraum von üblicherweise zwei Jahren verabreicht werden, da die Gesamtdosis von 140 mg/m^2 Körperoberfläche nicht überschritten werden sollte. Nach den

Ergebnissen der vorliegenden Studien ist Mitoxantron ein wirksames und gut verträgliches Mittel zur Beeinflussung des Verlaufes der MS. Eine der häufigsten Nebenwirkungen ist Übelkeit, der jedoch mit einem entsprechenden Mittel vor Gabe der Infusion vorgebeugt werden kann. Weitaus seltener, dafür aber gefährlicher sind Blutbildveränderungen, die regelmäßige Laborkontrollen erfordern, sowie das Risiko einer Herzschädigung, das gehäufte Auftreten von bösartigen Tumoren und die mögliche Schädigung eines ungeborenen Kindes. Außerdem können sich unter der Behandlung der Urin grün und Nägel sowie Lederhaut des Auges bläulich verfärben, darüber hinaus kommt es selten zu Müdigkeit, Haarausfall, Bauchschmerzen, Durchfall und Fieber. Vor Therapiebeginn muss eine Herzkrankheit mit Hilfe eines EKGs und einer Ultraschalluntersuchung des Herzens ausgeschlossen werden, auch dürfen keine schweren Infektionskrankheiten oder eine Unverträglichkeit gegenüber dem Wirkstoff bestehen. Während der Therapie sowie sechs Wochen danach muss sichere Empfängnisverhütung betrieben werden.

In der Stufentherapie wird Mitoxantron bei Patienten mit einem EDSS von 3 bis 6 als Mittel der ersten Wahl dann eingesetzt, wenn der Verlauf unter einer Basistherapie mit Interferon beta-Präparaten, Glatirameracetat oder Immunglobulinen ungünstig ist (siehe Stufentherapieplan), z. B. wenn trotz dieser Therapie eine fortschreitende klinische Verschlechterung eintritt, wenn eine hohe Schubaktivität unbeeinflusst bleibt oder wenn diese Behandlung nicht vertragen wird.

Cyclophosphamid wird in erster Linie als Zellwachstumshemmer (Zytostatikum) in der Krebstherapie eingesetzt. Da es auch das Wachstum von Abwehrzellen hemmt, wurde es früher häufiger bei der MS eingesetzt. Eine Zulassung für Cyclophosphamid liegt nicht vor und ist auch in Zukunft nicht zu erwarten. Heute kommt Cyclophosphamid nur dann in der Eskalationstherapie der MS zur Anwendung, wenn mit Mitoxantron keine Stabilisierung erreicht werden kann oder wenn Gegenanzeigen bestehen - insbesondere eine Vorschädigung des Herzens. Da es schwere Nebenwirkungen, wie z. B. Übelkeit und Erbrechen, Haarausfall, Blasenentzündungen, Blutbildveränderungen, erhöhte Infektanfälligkeit sowie ein gesteigertes Risiko für bösartige Tumoren und eine Schädigung des ungeborenen Kindes, hervorrufen kann, wird es nur in speziellen Kliniken angewandt, die große Erfahrung mit dieser Substanz als Langzeittherapie haben.

Methotrexat wird vor allem in der Behandlung von Rheuma eingesetzt. Die in einer Studie beobachteten günstigen Wirkungen auf bestimmte Funktionsstörungen bei MS-Patienten konnte im klinischen

Alltag nicht bestätigt werden. Deshalb wird diese Substanz heute nur noch in Einzelfällen eingesetzt, wenn andere Immuntherapeutika nicht gegeben werden können.

Auch **Cyclosporin A**, das in der Transplantationsmedizin zur Verhinderung von Abstoßungsreaktionen verabreicht wird, kommt bei der Multiplen Sklerose nur noch selten zum Einsatz, wenn z. B. Azathioprin in der Eskalationstherapie nicht vertragen wird.

Neue Hoffnungen in der Immuntherapie der MS

Autologe Blutstammzelltransplantation

Die Knochenmarkstransplantation und seit einiger Zeit auch die Transplantation von Blutstammzellen werden vor allem zur Behandlung von Leukämien, Lymphomen und bei aplastischer Anämie (hier bildet das Knochenmark keine Blutzellen mehr) eingesetzt. Bei Patienten, die sowohl an einer Leukämie als auch an einer begleitenden Autoimmunerkrankung litten, stellte man fest, dass sich nach dieser Behandlung nicht nur die Leukämie sondern auch die Autoimmunkrankheit besserte. Ausgehend von dieser Beobachtung wird vor allem die Stammzelltransplantation (SZT) heute auch bei der Multiplen Sklerose durchgeführt. Bei der so genannten autologen SZT werden aus dem Blut des Patienten Stammzellen isoliert, angezüchtet und nach Zerstörung des Knochenmarks mit Zellwachstumshemmern wieder zurück infundiert.
Die Blutstammzellen sind undifferenzierte und unbegrenzt teilungsfähige Zellen, aus denen durch Teilung alle Arten von Blutzellen hervorgehen können. Nach der Entnahme einer gewissen Anzahl von Stammzellen aus dem Blut wird das blutbildende Knochenmark des Patienten durch Chemotherapie oder Bestrahlung zerstört, in der Hoffnung, die fehlerhaften Zellen des Immunsystems, welche die Multiple Sklerose aufrecht erhalten, auszuschalten. Danach erhält der Patient die Blutstammzellen mittels einer Infusion zurück. Sie siedeln sich im Knochenmark an und beginnen mit der Bildung eines neuen Blut- und Immunsystems.

Nach den bisherigen Ergebnissen dieser Behandlungsform können mehr als 50 % der Patienten durch eine autologe Blutstammzelltransplantation stabilisiert bzw. die Symptomatik gebessert werden. Die Behandlung gilt als risikoreich und ist derzeit mit einer Sterblichkeit von etwa 1 - 5 % belastet. Langzeituntersuchungen über den Therapieeffekt liegen noch nicht vor. Zurzeit darf diese Behandlung nur bei bestimmten Patienten innerhalb von kontrollierten Studien in speziellen Zentren durchgeführt werden. Untersuchungen zur Wirksamkeit und Sicherheit der Blutstammzelltherapie laufen momentan in den USA und Europa.

Natalizumab (Antegren)

Natalizumab gehört wie die Beta-Interferone und Glatirameracetat zu den immunmodulierenden Präparaten. Dabei handelt es sich um einen monoklonalen Antikörper, der an so genannte Integrine bindet, die sich auf bestimmten weißen Blutkörperchen befinden, und deren Funktion blockiert. Einige dieser weißen Blutkörperchen, die T-Lymphozyten, spielen bei Auslösung und Verlauf der Multiplen Sklerose eine entscheidende Rolle. Durch die Bindung von Antegren werden diese Lymphozyten und andere weißen Blutzellen daran gehindert, durch die Blut-Hirn-Schranke zu wandern und sich dort zwischen den Zellen weiter fortzubewegen. Außerdem hat Natalizumab durch Bindung an weitere Stoffe auch eine direkte antientzündliche Wirkung. Der Wirkstoff wird alle 4 Wochen in die Vene infundiert. In ersten Studien an MS-Patienten konnte Antegren sowohl die Zahl der mittels Kernspintomographie dokumentierten aktiven Läsionen als auch die Häufigkeit der Schübe verringern. Außerdem erwies sich diese neue immunmodulierende Substanz als relativ gut verträglich. Dennoch sind bei den bisher innerhalb von klinischen Studien mit diesem Mittel behandelten Patienten Nebenwirkungen beobachtet worden, wie z. B. Magen-Darm-Probleme, Atemwegs- und Harnwegsinfekte, Kopf- und Rückenschmerzen, Schwindel, Fieber, Haarausfall, Hautausschlag und andere allergische Reaktionen. Während Schwangerschaft und Stillzeit darf der Wirkstoff nicht eingesetzt werden.

Bevor Natalizumab zur Therapie der MS eingesetzt werden kann, müssen die Ergebnisse der laufenden Studien die Wirksamkeit und Sicherheit dieser Substanz belegen.

Weitere Medikamente, die möglicherweise bei MS wirksam sind

Intensive Forschungen zur Wirksamkeit bei der Multiplen Sklerose werden derzeit auch mit anderen Medikamenten betrieben, insbesondere den bisher vor allem zur Senkung eines erhöhten Cholesterinspiegels eingesetzten Cholesterinesterase-Hemmern. Diese auch Statine genannten Mittel senken das Risiko eines Herzinfarktes, was mittlerweile vor allem auf ihre entzündungshemmende Wirkung zurückgeführt wird. Auch bei MS-Betroffenen könnte diese antientzündliche Eigenschaft der Statine ausgenützt werden. Im Tierexperiment konnten die Krankheitsschübe einer der MS ähnlichen Krankheit durch ein solches Mittel deutlich gesenkt werden.

Proglitazon senkt den Blutzuckerspiegel bei Diabetikern, indem es die Zellen für Insulin empfindlicher macht. Daneben kann Proglitazon auch die Bildung und Aktivität von T-Lymphozyten sowie anderer entzündungsfördernder Stoffe verringern.

Weitere möglicherweise bei der MS wirksame Stoffe sind Östradiol, Sirolimus und Abkömmlinge des Antibiotikums Linomid.

Behandlung der sekundär progredienten MS

Bei den meisten MS-Patienten beginnt die Krankheit mit Schüben, die sich völlig oder teilweise wieder zurückbilden. Nach 10- bis 15jährigem Verlauf geht die Erkrankung bei jedem zweiten in einen sekundär-progredienten Verlauf über, wobei Symptome und Behinderung kontinuierlich zunehmen.

Es gibt keine klaren Richtlinien für die immunmodulatorische Basistherapie der sekundär progredienten MS mit Beta-Interferonen, da die Studienergebnisse hierzu widersprüchlich sind. Interferon beta-1b (Betaferon®) ist zwar aufgrund der günstigen Ergebnisse einer großen Studie zur Behandlung dieser MS-Verlaufsform zugelassen, allerdings nur für die sekundär progrediente MS mit Schubaktivität. Auch das Interferon beta-1a-Präparat Rebif® wurde inzwischen ebenfalls für diese Indikation zugelassen. Es muss dennoch in jedem einzelnen Fall entschieden werden, ob bei diesem Krankheitsverlauf Beta-Interferon sinnvoll sein kann oder nicht.

Eine weitere Therapieoption ist die regelmäßige Gabe einer Kortison-Pulstherapie alle drei Monate, für die allerdings nur wenige Wirkungsbelege vorliegen.

Bei schnellem Fortschreiten der Symptome können Mitoxantron oder Cyclophosphamid eingesetzt werden, wobei Mitoxantron mittlerweile für Patienten mit einem EDSS von 3 bis inklusive 6 auch für die sekundär progrediente MS ohne Schubaktivität zugelassen ist, sofern andere Basistherapien keine ausreichende Wirkung zeigen oder nicht vertragen werden (s. o.).

Behandlung der primär progredienten MS

Die primär progrediente MS (PPMS) unterscheidet sich stark von den weitaus häufigeren schubförmigen Verläufen und dem sekundär progredienten Verlauf. Die PPMS beginnt oft erst zwischen dem 40. und 50. Lebensjahr, Männer sind genauso oft betroffen wie Frauen. Die häufigsten Symptome zu Beginn der PPMS sind Gehstörungen, z. B. Stolpern oder Schwierigkeiten beim Treppensteigen. Auch die Diagnose der primär progredienten MS ist schwieriger, da sich eher selten typische Läsionen in der Kernspintomographie nachweisen lassen.

Im Hinblick auf eine immunmodulatorische Basistherapie gibt es bisher keine Belege einer Wirksamkeit. Lediglich in einer älteren Studie konnte ein positiver Effekt der Kortison-Pulstherapie beobachtet werden. Die Gabe von 1000 mg Methylprednisolon über jeweils fünf Tage alle drei Monate kann daher bei der primär chronischen Verlaufsform der MS zumindest versucht werden.

Therapie einzelner Symptome

Die immunologische Basistherapie der Multiplen Sklerose, also die Langzeitbehandlung zur Reduktion der Schubfrequenz und zur Verlangsamung des Fortschreitens, verbessert in der Regel nicht das Ausmaß der bestehenden Behinderung. Selbst bei leichten und lange ohne Behinderung verlaufenden MS-Fällen können verschiedene und oft als sehr störend empfundene Symptome bestehen. Die meisten dieser Beeinträchtigungen lassen sich aber wirkungsvoll behandeln. Allerdings bestehen für die meisten bisher eingesetzten Substanzen keine Zulassungen im arzneirechtlichen Sinn, was die Anwendung dieser Medikamente zunehmend erschwert. Die symptomatische Therapie ist bei allen Verlaufsformen der MS gleich.

Behandlung der Müdigkeit

Der Müdigkeit können Sie vor allem dadurch vorbeugen, indem Sie Ihren Tag sorgfältig planen und in jeden Arbeitsablauf genügend Pausen einbauen.
Manche Patienten können auch von Kneippschen Anwendungen und einem moderaten Fitness-Training profitieren. Führen diese Allgemeinmaßnahmen nicht zu einer befriedigenden Besserung, so kann man versuchen, die Leistungsfähigkeit durch die folgenden Medikamente zu steigern.
Zur Behandlung der Müdigkeit können zum Beispiel Amantadin, Memantine, Modafinil und Amidopyridin eingesetzt werden. Insbe-

sondere Amidopyridin muss unter sehr sorgfältiger Aufsicht eingenommen werden, da Krampfanfälle auftreten können.
Weitere Tipps zum Umgang mit Müdigkeit und leichter Erschöpfbarkeit finden Sie im Kapitel "Allgemeine Ratschläge für eine gesunde Lebensführung bei MS", Seite 42.

Behandlung der Temperaturempfindlichkeit

Die erhöhte Wärmeempfindlichkeit, die zu einer Verschlechterung der MS-Symptome führen kann, lässt sich durch verschiedene kühlende Maßnahmen behandeln. Dazu gehört das Trinken kalter Getränke und Essen kalter Speisen, z. B. Eis essen, das Auflegen von cool packs, kalte Duschen und Bäder, Schwimmen und Gymnastik in kühlem Wasser sowie in schweren Fällen das Tragen so genannter cooling vests. Vor allem im Sommer sollten Sie anstrengende Tätigkeiten in den kühlen Morgen- und Abendstunden erledigen. Wichtig ist, dass Hitze die Krankheit selbst und ihren Verlauf nicht zu verschlimmern vermag.

Behandlung der Muskelsteifigkeit - Spastik

Die Spastik (Muskelsteifigkeit), ein sehr häufiges Symptom der MS, kann mit vielen Maßnahmen gebessert werden. Bereits zu Beginn der Krankheit, auch wenn nach einem Schub keinerlei Beschwerden mehr bestehen, sollten Sie damit beginnen, Ihre Muskeln durch ein leichtes Training zu kräftigen, durch Dehnungsübungen Muskelverkürzungen vorzubeugen und durch bestimmte Entspannungstechniken die Muskeln zu lockern. Übertreiben Sie die körperliche Anstrengung aber nicht, sondern finden Sie den goldenen Mittelweg zwischen Belastung und Entspannung, der Ihnen auch bei möglichen späteren Muskelsymptomen behilflich sein kann.

Ist die Muskelsteifigkeit bereits etwas stärker ausgeprägt, sollten Sie mit Hilfe einer krankengymnastischen Fachkraft bestimmte Übungen erlernen, die Sie jeden Tag zu Hause durchführen können. Da sich die Muskelsymptome bei der MS immer wieder verändern können, sollten Sie in regelmäßigen Abständen die Art Ihrer Übungen von einer Fachkraft fachkundig beurteilen lassen und eventuell ein neues Trainingsprogramm zusammenstellen. Auch andere physiotherapeutische Maßnahmen, wie z. B. aktives und passives Dehnen der Muskeln, evtl. unter dem Einsatz von Schienen, das Trainieren auf einem motorbetriebenen Standfahrrad sowie Eis- und Kältetherapien, Vibrationsreize und Elektrostimulationen können bei den verschiedenen Formen und Ausprägungen von Spastik sehr hilfreich sein (siehe auch Kapitel "Physikalische Maßnahmen" Seite 47).

Zur Kälte- und Eisbehandlung werden Kaltluft, kühlende Sprays, Eispackungen und Eistauchbäder eingesetzt. Diese Behandlung hat sich auch bei Ataxie und Intentionstremor gut bewährt. Hier genügt oft das Eintauchen jeweils eines Armes für etwa eine Minute in ein Eisbad, um die Funktion für einige Zeit deutlich zu verbessern.
Oftmals aber reichen diese Maßnahmen allein nicht aus, um der Spastik ausreichend entgegenzuwirken. Dann müssen Sie unterstützend muskelentspannende Medikamente einnehmen, auch um danach die Bewegungsübungen ohne den muskulären Widerstand durchführen zu können.

Am häufigsten wird Baclofen eingesetzt, das sehr gut verträglich ist und dem Grad der Muskelsteifigkeit in der Dosis angepasst werden kann. Tizanidin wird manchmal bei ausgeprägter Spastik mit Baclofen kombiniert. Weitere Mittel, welche die Muskeln "weicher" machen, sind Dantrolen, Diazepam, Chlordiazepoxid, Tetrazepam, Tolperison und Gabapentin. Ein Nachteil all dieser Muskelrelaxanzien ist, dass sie in höherer Dosis müde machen. Daher wird vielfach empfohlen, vor dem Schlafengehen eine höhere Dosis einzunehmen als tagsüber. Diazepam und Tetrazepam sollten nur kurzfristig eingesetzt werden, da sie zu einer Gewöhnung führen können.
Bei sehr schwerer Spastik kann die Gabe des Muskelgiftes Botulinumtoxin eine große Hilfe sein. Auch bei einer umschriebenen Spastik des Fußes oder der Hand kann Botulinumtoxin eingesetzt werden, indem man es direkt in die betroffenen Muskeln spritzt. Die Behandlung mit Botulinumtoxin ist allerdings Spezialzentren vorbehalten, ebenso wie das Einpflanzen von Medikamentenpumpen (zum Beispiel Baclofenpumpe), die bei starker Spastik regelmäßig eine geringe Menge eines Medikamentes an den Körper abgeben. In schwersten Fällen kommen auch eine Behandlung mit Phenol oder chirurgische Maßnahmen in Frage.

Behandlung von Koordinationsstörungen

Gestörte feinmotorische Fähigkeiten lassen sich gut mit ergotherapeutischen Übungen trainieren, zum Beispiel mit Geschicklichkeitsübungen für Finger, Hände und gegebenenfalls für Füße.
Die Koordination feiner Muskelbewegungen können Sie auch durch Hand- und Bastelarbeiten, Malen oder das Spielen eines Instruments trainieren. Gleichgewichtstraining, zum Beispiel mit dem Gymnastikball oder auf dem Schaukelbrett, kann für Patienten mit Koordinations- und Gleichgewichtsstörungen ebenfalls eine große Hilfe sein.

Behandlung von Zittern

Für das Zittern (Tremor), das die Betroffenen als sehr belastend empfinden, gibt es nur begrenzte Behandlungsmöglichkeiten. Physiotherapie und gezielt eingesetzte Hilfsmittel, wie z. B. an den Handgelenken angebrachte Gewichte, können hilfreich sein. Medikamentös helfen in leichten Fällen so genannte Betablocker, die sonst vor allem zur Behandlung von Bluthochdruck eingesetzt werden. Daraus ergeben sich auch schon die Grenzen dieser Medikamente, da sie den ohnehin niedrigen Blutdruck vieler MS-Patienten weiter senken. Viele andere Mittel, darunter Diazepam, Primidon, Isoniazid und Ondansetron, können bei einigen Patienten das Zittern verbessern.
Bei sehr starkem Tremor ist ein Versuch mit Cannabinol (siehe auch S.70) gerechtfertigt. Sehr erfolgreich, aber eingreifend ist das Einpflanzen von so genannten Stimulatorelektroden in die mit dem Zittern im Zusammenhang stehenden Gehirnzentren.

Behandlung von Schwindel

Schwindelzustände kommen bei der MS nicht selten vor, aber nicht jeder Schwindel ist MS-bedingt. Der häufige Lagerungsschwindel kann gut durch Schwindeltraining überwunden werden. Schwindelzustände bei MS sind oft durch eine Schädigung des Gleichgewichtssinns verursacht und seltener Folge von niedrigem Blutdruck. Im ersten Fall lässt sich Schwindel gut mit Medikamenten beeinflussen, die auch gegen die Seekrankheit wirken, wie zum Beispiel einem Scopolaminpflaster, das hinter das Ohr geklebt wird. Auch Sulpirid kann den Schwindel erleichtern und wirkt außerdem stimmungsaufhellend. Ein niedriger Blutdruck als Ursache von Schwindel lässt sich mit Ergotaminpräparaten oder Norfenefrin heben oder auch einfach mit sportlicher Aktivität und Kneippschen Anwendungen.

Behandlung von Missempfindungen

Missempfindungen, die sich nach einem Schub nicht mehr vollständig zurückbilden, sollten behandelt werden, wenn sie als sehr unangenehm empfunden werden oder mit Schmerzen einhergehen. Die Beschwerden lassen sich meist mit Mitteln wie Carbamazepin oder Gabapentin, die üblicherweise zur Behandlung von Krampfanfällen dienen, deutlich verringern. Auch Antidepressiva, wie zum Beispiel Amitriptylin oder einer der neuen so genannten Serotonin-Wiederaufnahme-Hemmer (SSRI), können das Ausmaß der Missempfindungen lindern. Die Behandlung sollte möglichst durch Entspannungsverfahren, Körperübungen zur Schulung der Selbstwahrnehmung und spezielle Gymnastikübungen unterstützt werden.

Schmerzbehandlung

Sehr häufig sind Schmerzen durch die erhöhte Muskelsteifigkeit, insbesondere in den Beinen, bedingt. Diese Beschwerden lassen sich durch spezielle gymnastische Übungen, eventuell auch durch Bäder und weitere physiotherapeutische Maßnahmen sowie durch eine medikamentöse Senkung der Muskelanspannung bessern.
Nicht selten werden die Schmerzen auch durch direkte Schädigung schmerzleitender Nervenbahnen im Rückenmark verursacht. Die Behandlung mit herkömmlichen Schmerzmitteln führt hier nur selten zum Erfolg. Ebenso wie Schmerzen im Rahmen einer Trigeminusneuralgie sprechen sie aber sehr gut auf Substanzen an, die sonst zur Behandlung der Epilepsie eingesetzt werden, wie zum Beispiel Carbamazepin, Gabapentin oder Valproat. Die gleichzeitige Gaben von Antidepressiva ist als Ergänzung sinnvoll.

Schmerzen, besonders im Bereich des Nackens und der Lendenwirbelsäule, werden häufig durch Haltungsstörungen, einseitige Belastungen, als Folge von Muskelsteifigkeit sowie durch Bewegungsmangel und Osteoporose verursacht. Diese Beschwerden können auf Dauer nur durch eine angemessene Krankengymnastik gelindert werden.
Sehr starke, akute Schmerzen dieser Art müssen kurzfristig mit den üblichen Schmerzmitteln, wie zum Beispiel Diclofenac oder Piroxicam, bekämpft werden.
Bitte besprechen Sie grundsätzlich den Einsatz aller Medikamente mit Ihrem behandelnden Arzt.
Die Behandlung von Schmerzen sollte möglichst nicht mit Indometacin oder indometacinhaltigen Präparaten erfolgen, da die Symptome der MS durch dieses Mittel verstärkt werden können.

Behandlung von Blasenstörungen

Wie schon auf den Seiten 24-25 erwähnt, können Blasenstörungen bei der Multiplen Sklerose ganz unterschiedliche Ursachen haben, die der Urologe durch spezielle Untersuchungen klären muss. Wichtig sind bei MS-Patienten regelmäßige Restharnkontrollen und Untersuchungen des Urins auf Harnwegsinfekte.
Blasenentzündungen können Blasenstörungen deutlich verschlechtern. Besonders kurzfristig zunehmenden Blasenbeschwerden liegt oft ein Harnwegsinfekt zugrunde. Finden sich darin Bakterien als Hinweis auf eine Blasenentzündung, muss diese sofort mit einem Antibiotikum behandelt werden. Scheuen Sie sich nicht, auch wenn es innerhalb von wenigen Wochen zum wiederholten Male vorkommt, Antibiotika einzunehmen. Diese Behandlung dauert nur kurze Zeit, befreit Sie

aber schnell von den Symptomen des Harnwegsinfekts und bessert die etwaige Spastik. Harnwegsinfekten können Sie vorbeugen, indem Sie viel trinken und den Urin ansäuern (Methionin oder Vitamin C). Viele MS-Kranke meiden aber große Flüssigkeitsmengen, damit Sie nicht so häufig zur Toilette müssen.

Harnwegsinfekte bilden sich häufig in einer nicht ganz entleerten Blase, da der Urin günstige Bedingungen für das Wachstum von Bakterien bietet. Mit Hilfe einer Ultraschalluntersuchung kann der Urologe feststellen, ob Ihre Blase zur Restharnbildung neigt. In leichten Formen können Sie versuchen, diese Blasenentleerungsstörungen durch Blasentraining zu behandeln. Diese Möglichkeit erlernen Sie von Ihrem Urologen. Steckt hinter der Blasenentleerungsstörung eine vermehrte Anspannung der Muskeln des Blasenausgangs, kann dieser Widerstand mit Hilfe des Wirkstoffs Phenoxybenzamin herabgesetzt werden. Entleert sich die Blase nicht ausreichend, weil sich die Blasenmuskeln nicht richtig zusammenziehen, können Cholinergika oder Cholinesterasehemmer wirksam sein. Bei großen Restharnmengen kann auch das mehrfach tägliche Katheterisieren, das Sie nach einigem Üben selbst durchführen können, sehr hilfreich sein.
Oft leiden MS-Patienten auch unter einer so genannten Reizblase mit häufigem Harndrang, die durch eine vermehrte Muskelanspannung verursacht wird. Unangenehmen Situationen können Sie dabei aus dem Weg gehen, indem Sie regelmäßig alle zwei Stunden die Toilette aufsuchen. Weiterhin sind hier, ebenso wie bei der vermehrten Steifigkeit der Beinmuskeln, die Wirkstoffe Baclofen und Dantrolen wirksam.
Fällt es Ihnen schwer, den Harnabgang zu kontrollieren, kann ebenfalls eine Blasenentleerungsstörung dahinter stecken (siehe oben).

In besonderen Situationen, zum Beispiel bei einer öffentlichen Veranstaltung, während der es nicht möglich ist, die Toilette aufzusuchen, kann gelegentlich ein Medikament eingesetzt werden, das die Urinproduktion für mehrere Stunden hemmt. Dies ermöglicht MS-Patienten mit Blasenstörungen, die ein häufiges Aufsuchen der Toiletten notwendig machen, wieder die Teilnahme am gesellschaftlichen Leben. Das Medikament, das man hierzu gelegentlich einsetzen kann, ist Minirin®. Dies soll aber nur in Absprache mit Ihrem Arzt erfolgen.

Die Neigung zur Verstopfung, unter der viele MS-Patienten leiden, sollten Sie am besten auf natürliche Weise mit ballaststoffreicher Kost und ausreichender Flüssigkeitszufuhr behandeln. In die Methode des Darmausstreichens (Kolonmassagen) kann Sie Ihr Arzt und vor allem Ihr Physiotherapeut einführen. In einigen Fällen müssen auch Medikamente, welche die Darmbewegung anregen, eingesetzt werden.

Behandlung sexueller Störungen

Sexuelle Störungen müssen nicht zwangsläufig MS-bedingt sein. Sie können Folge der psychischen Belastung durch die Erkrankung sein, ihre Ursache in Partnerschaftsproblemen haben oder aber auch durch Medikamente hervorgerufen werden (z. B. Antidepressiva, Betablocker). In jedem Fall sollte einer Therapie eine sexualtherapeutische Beratung vorangehen.
Bei Männern liegt häufig eine MS-bedingte Erektionsschwäche vor. Zur Behandlung nicht psychisch bedingter Erektionsstörungen wurden bisher Yohimbin-Extrakte, die örtliche Anwendung von Minoxidil oder Nitroglycerinpräparaten, aber auch die Selbstinjektion von Papaverin oder Prostaglandin in den Schwellkörper des männlichen Gliedes eingesetzt. Dies ist relativ leicht zu erlernen. Auch Penisprothesen sind eine Möglichkeit. Jetzt bieten die Medikamente Sildenafil (Viagra®), Vardenafil (Levita®) und Tadalafil (Cialis®) eine große Hilfe für MS-Kranke. Diese Präparate dürfen auf keinen Fall bei Patienten mit koronarer Herzkrankheit, insbesondere dann nicht, wenn sie Nitropräparate anwenden, eingesetzt werden. Auch das Apomorphin-Präparat Ixense® ist zur Behandlung von Erektionsstörungen zugelassen und besonders rasch wirksam.

Auch bei weiblichen MS-Kranken können Viagra® und die neuen Präparate Levita® oder Cialis® die Orgasmusfähigkeit steigern, die besonders bei Sensibilitätsstörungen im Genitalbereich beeinträchtigt ist.
In einigen Fällen verhindert eine zu starke Spastik das Ausüben der Sexualität. Bei starkem Adduktoren- oder Beugerspasmus empfiehlt sich eine Therapie mit Botulinumtoxin, wenn Physiotherapie und medikamentöse Therapie nicht ausreichen.

Unterstützende Maßnahmen und alternative Therapieverfahren

Entspannungstherapie

Für Patienten mit höhergradiger Muskelsteifigkeit und dadurch eingeschränkter Beweglichkeit ist die Feldenkrais-Therapie besonders zu empfehlen, da sie mit sehr kleinen Bewegungen versucht, einen größeren Bewegungsfreiraum wiederherzustellen und Schmerzen zu lindern. Allerdings ist es sehr wichtig, dass Sie dem Therapeuten zuvor Ihre Beschwerden genau schildern. Noch besser wäre es, einen Therapeuten zu finden, der bereits Erfahrung mit der Behandlung von MS-Patienten hat.

Sinnvoll können alle Maßnahmen und Verfahren sein, die die seelische und die körperliche Entspannung fördern, zum Beispiel
- Autogenes Training,
- Progressive Muskelentspannung nach Jacobsen,
- TaiChi und QiGong (siehe Seite 49),
- Yoga,
- Meditation,
- Feldenkrais-Therapie,
- Osteopathie (siehe Seite 48-49),
- Atemtherapie oder
- Akupunktur.

Behandlung mit Cannabis

Zu den experimentellen Therapien der MS-Symptome muss die Behandlung mit Marihuana, Haschisch oder Tetrahydrocannabinol in Tropfen- oder Tablettenform gerechnet werden, auch wenn über diese Therapieform in den Medien immer wieder berichtet wird, als sei ihre Wirksamkeit bereits belegt. Dies ist nicht der Fall, denn bisher liegen nur wenige Studien vor, wobei die Patienten vor allem subjektiv über günstige Wirkungen berichteten. Darüber hinaus gibt es Einzelfallbeobachtungen, die eine Besserung von verschiedenen MS-Symptomen, wie z. B. von Spastik, Schmerzen, Zittern, Appetitlosigkeit, chronischer Müdigkeit, Sehstörungen und Gleichgewichtsstörungen angaben. Die Behandlung mit Cannabis ist nur dann zu empfehlen, wenn trotz aller anderen Therapiemöglichkeiten eine Symptomatik besteht, die die Lebensqualität beeinträchtigt (z. B. unerträgliche Schmerzen).
Ob Cannabis tatsächlich objektivierbare Wirkungen gegen verschiedene MS-Symptome entfalten kann, wird erst eine Doppelblindstudie zeigen, die derzeit in England an 660 MS-Kranken durchgeführt wird.

Naturheilverfahren

Größtenteils empfehlenswert sind die klassischen Naturheilverfahren, insbesondere die Hydrotherapie nach Sebastian Kneipp. Hüten Sie sich aber vor zu warmen Wasseranwendungen, welche die Symptome verstärken können.
Beachten Sie jedoch, dass all diese Verfahren nicht speziell für die Multiple Sklerose erdacht worden sind. Fragen Sie Ihren Arzt oder den jeweiligen Physiotherapeuten, welche Übungen für Sie günstig sind und welche Sie eventuell nur in eingeschränktem Maße mitmachen sollten.

Alternative Therapieverfahren

Es ist durchaus verständlich, dass Patienten mit einer chronischen Krankheit, für die es in der wissenschaftlichen Medizin keine Heilung gibt, nach anderen Möglichkeiten suchen, diese Krankheit zu behandeln. Allerdings bleibt ernsthaft zu bezweifeln, dass die Multiple Sklerose mit so genannten alternativen Therapieverfahren besser behandelt werden kann als durch die Schulmedizin.

Auf jeden Fall sollten Sie allen Methoden gegenüber skeptisch sein, die eine völlige Heilung versprechen. Denn eine Heilung der MS ist auch durch alternative Methoden nicht möglich. Wie bei jeder schubförmig verlaufenden Erkrankung machen sich so genannte Wunderheiler die Tatsache zunutze, dass die Symptome der MS meist nach einer gewissen Zeit von allein wieder zurückgehen, und schreiben diese Heilung dann ihrem therapeutischen Einfluss zu. In anderen Fällen, in denen eine solche Heilung sogar das ganze Leben anhielt, stimmte vermutlich die Diagnose Multiple Sklerose nicht.

Wenn Sie sich für eine alternative oder ergänzende Behandlungsmethode entscheiden, dann sorgen Sie dafür, dass dieses Verfahren die wissenschaftlich begründete Behandlung nicht gefährdet. Denn schließlich ist nur von diesen Langzeittherapien der MS nachgewiesen worden, dass sie die Schübe verringern und das Fortschreiten der Krankheit verlangsamen können.
Auch darf eine solche Zusatztherapie nicht zu finanziellen Problemen führen, indem Ihnen für nicht bewiesene Behandlungsmethoden immense Geldsummen abverlangt werden.

Unbedingt vermeiden

Auf keinen Fall sollten Sie versuchen, die Multiple Sklerose mit den heutzutage weit verbreiteten Immunstimulanzien, wie zum Beispiel Echinacin, Thymusextrakten oder Frischzellkuren, zu behandeln. Auch die in der Homöopathie gebräuchliche Therapie mit "Medulla spinalis" und Schlangengift erscheint nicht unbedenklich. Dadurch können Sie eine akute Verschlechterung der Symptome und sogar einen akuten Schub heraufbeschwören, da diese Mittel die fehlgesteuerte Abwehrreaktion nicht korrigieren, sondern eher noch verstärken.
An dieser Stelle sei auch erwähnt, dass eine Desensibilisierungsbehandlung von Allergien Schübe auslösen kann und deshalb nicht durchgeführt werden darf.

Leben mit Multipler Sklerose

Wenn Ihnen das Leben mit der Multiplen Sklerose sinnlos erscheint, Sie nicht mehr wissen, wie Sie der Angst vor der Zukunft begegnen sollen, und Sie keine Kraft mehr finden, trotz der lästigen Müdigkeit Ihr Leben zu meistern, sollten Sie **psychotherapeutische Hilfe** suchen.

Depressive Stimmungen spiegeln keinesfalls Ihre persönliche Unfähigkeit wider, mit der Krankheit fertig zu werden. Sie gehören dagegen meist zu den unweigerlichen Folgen der chronisch-entzündlichen Veränderungen im zentralen Nervensystem. Deshalb sollten Sie sich, wenn es sinnvoll erscheint, auch einmal von Medikamenten, wie dem sanft wirkenden Johanniskraut, oder den modernen Antidepressiva helfen lassen, diese Stimmungen zu überwinden.

Die meisten Menschen, die an einer MS erkrankt sind, können und sollten ein nahezu normales Leben führen. Dazu gehört, dass sie einem Beruf nachgehen, der ihnen Freude macht, dass sie sich in ihrer Freizeit erholen und ihre Interessen pflegen und dass sie sich in ihrer persönlichen Lebenssituation glücklich und geborgen fühlen.

Berufstätigkeit

Viele MS-Patienten können ihren Beruf ohne größere Einschränkungen weiter ausüben. Dennoch muss jeder damit rechnen, dass insbesondere die körperliche Belastbarkeit im Laufe eines Tages abnehmen kann. Weiterhin sollten Sie bedenken, dass auch MS-Kranke ohne jegliche Behinderung rascher ermüden als völlig gesunde Menschen. Es ist besser, wenn Sie dies akzeptieren und sich so früh wie möglich auf eine - wenn auch nur leichte - Abnahme Ihrer Belastbarkeit einstellen. Machen Sie sich und Ihren Arbeitskollegen klar, dass Sie gerne bereit sind, genauso viel zu leisten wie alle anderen, dass Sie dazu aber häufigere Pausen einlegen müssen. Wenn Sie Ihren Kollegen erklären, dass Ihr Befinden oftmals von so kleinen Dingen wie der Außentemperatur empfindlich gestört werden kann, hat man vielleicht mehr Verständnis dafür, dass Sie an einem heißen Tag früher nach Hause gehen, dafür an einem kühleren länger in der Firma bleiben.

Lassen Sie sich auf keinen Fall von Ihrem Arbeitsplatz verdrängen, vor allem dann nicht, wenn Ihnen die Arbeit Spaß macht. Die Diagnose Multiple Sklerose allein ist weder ein Grund für dauernde Arbeitsunfähigkeit noch für eine Kündigung und schon gar nicht für eine Berentung.

Wenn Sie einen festen Arbeitsplatz haben, müssen Sie Ihrem Arbeitgeber noch nicht einmal die Diagnose mitteilen, es sei denn, die Krankheitssymptome erhöhen Ihr Unfallrisiko oder gefährden andere, wenn Sie beispielsweise als Dachdecker arbeiten.

Ob es im Einzelfall sinnvoll ist, Ihre Vorgesetzten oder Ihre Kollegen von Ihrer Diagnose in Kenntnis zu setzen, hängt von der individuellen Situation ab. Manchmal ist es ausreichend, von einer chronischen Entzündung ähnlich dem Rheuma zu sprechen. Dann wird man verstehen, dass Sie sich gelegentlich ausruhen müssen und nicht so belastbar sind.

Sollten Sie jedoch eine körperlich sehr anstrengende Tätigkeit ausüben, könnte ein Arbeitsplatzwechsel oder eine Umschulung empfehlenswert sein, da leichtere Arbeiten Sie nicht zu sehr belasten und mögliche Symptome sich nicht durch körperliche Erschöpfung verschlimmern. Auch könnte es sein, dass eines Tages nach einem akuten Schub doch einige der Symptome zurückbleiben und Ihre körperliche Leistungsfähigkeit beschränken. Wenn Sie eine schwere Arbeit haben, Sie sich von dieser Tätigkeit aber nur ungern trennen wollen, sollten Sie Kontakt mit einer MS-Beratungsstelle aufnehmen und sich dort von einem Sozialarbeiter oder Psychologen eingehend beraten lassen.

Wenn Sie in einer großen Firma arbeiten, können Sie eventuell im gleichen Betrieb eine Stelle mit leichterer körperlicher Tätigkeit finden. Hierbei sind Ihnen der Betriebsarzt, die Sozialberatung der Firma und der Betriebsrat behilflich. Ist eine Umschulung notwendig, müssen Sie sich mit dem Arbeitsamt in Verbindung setzen und nach einer ausführlichen Berufsberatung eine Umschulungsmaßnahme beantragen. Unter Umständen ist es in diesem Zusammenhang auch notwendig, eine Schwerbehinderung anerkennen zu lassen, um den Status der "Unkündbarkeit" zu erlangen.

Selbst in den wenigen Fällen, in denen der Verlust des Arbeitsplatzes unumgänglich ist, sollten Sie sich nicht von allen sozialen Kontakten zurückziehen und einsam zu Hause in Untätigkeit verharren. Setzen Sie Ihre Erfahrungen und Fähigkeiten bei einer Selbsthilfegruppe ein, geben Sie Privatunterricht oder engagieren Sie sich auf irgendeinem anderen Gebiet.

Wenn Sie als Frau und Mutter einer Doppelbelastung durch Beruf und Familie ausgesetzt sind, sollten Sie sich überlegen, inwieweit eine Berentung Ihre Leistungsfähigkeit im täglichen Leben erhält und Ihre Lebensqualität verbessert.

In der heutigen Zeit hoher Arbeitslosigkeit droht Ihnen mehr als früher der Verlust des Arbeitsplatzes. In einem solchen Fall stellt sich dann erneut die Frage der Berentung. Überlegen Sie, ob Sie nicht auch ohne den täglichen Gang zur Arbeit Ihr Leben sinnvoll gestalten können, zum Beispiel durch eine Tätigkeit, deren Ausmaß Sie zeitlich selbst bestimmen können.

Freizeitgestaltung

In Ihrer Freizeitgestaltung sind Sie nur insoweit begrenzt, als Sie das Ausmaß der Belastung Ihrer Leistungsfähigkeit anpassen müssen. Leben Sie auch nach der Diagnose MS möglichst weiter wie bisher.
Wie jeder gesunde Mensch auch, möchten auch Sie als MS-Patient in Ihrer freien Zeit entspannen, aber auch Dinge erleben, die über die täglichen Alltagserfahrungen und die nie ruhende Auseinandersetzung mit der Krankheit hinausgehen und Sie für einige Stunden vergessen lassen, dass Sie krank sind.
Dabei kommt es nicht darauf an, ob Sie gerne tanzen gehen, Flugzeugmodelle zusammenbasteln, Bilder malen oder Nächte lang mit Ihren Freunden reden.

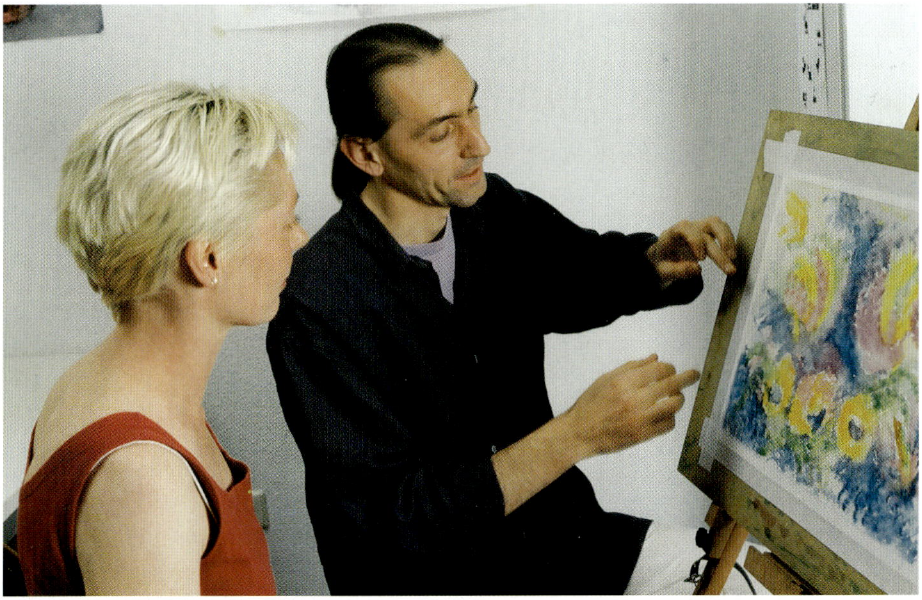

Abbildung 16: *Maltherapie ist eine hervorragende Möglichkeit zur Entspannung.*

Familienplanung

Kinderwunsch und Multiple Sklerose vertragen sich gut miteinander. Schwangerschaft und Geburt verlaufen bei MS-kranken und gesunden Frauen gleich.

Schübe in der Schwangerschaft sind selten und MS-kranke Frauen fühlen sich in der Schwangerschaft meistens besonders wohl. Im Wochenbett besteht allerdings ein erhöhtes Risiko, einen Schub zu erleiden. Hier wird derzeit eine Schubprophylaxe mit Immunglobulinen erprobt, die auch während der Stillzeit möglich ist. Der weitere Verlauf der Erkrankung wird nicht durch die Schwangerschaft und den Schub im Wochenbett ungünstig beeinflusst. Das Stillen beeinflusst den Verlauf der Erkrankung nach der Geburt günstig.
Wichtig ist, dass nach der Geburt ausreichende Unterstützung durch die Familie gewährleistet ist, wenn ein Schub auftreten sollte und die Belastbarkeit der MS-kranken Mutter vermindert ist.

Der günstigste Moment, eine Schwangerschaft zu planen, ist eine stabile Krankheitsphase. Der letzte Kortisonstoß sollte möglichst sechs Monate zurückliegen, und es sollte keine Langzeitbehandlung neu begonnen werden, wenn Sie die Schwangerschaft planen.
Seitens der Hersteller wird empfohlen, unter der immunmodulierenden Therapie mit Interferon beta für eine ausreichende Empfängnisverhütung zu sorgen. Dies gilt auch für Azathioprin und ganz besonders für stärkere Zellwachstumshemmer (Zytostatika).

Sollte unter einer Therapie mit Interferon beta, Glatirameracetat oder Azathioprin eine Schwangerschaft eintreten, so gibt es bisher keine Hinweise dafür, dass eine dieser Substanzen zu einem erhöhten Missbildungsrisiko führt. Eine Schwangerschaftsunterbrechung ist deshalb aus diesem Grund nicht notwendig.
Die Langzeitbehandlung kann erst nach Beendigung der Stillzeit fortgesetzt werden. Sollten Sie sich gegen das Stillen entscheiden, können Sie die Therapie gleich nach der Geburt des Kindes wieder aufnehmen.

Auch männliche MS-Betroffene, die unter einer Langzeittherapie stehen, sollten auf eine Empfängnisverhütung achten. Es gibt allerdings auch hier keine Hinweise, dass unter einer der oben genannten Therapien ein erhöhtes Missbildungsrisiko für das Kind besteht.
Kinder von MS-Patienten haben ein nur gering erhöhtes Risiko, selbst an MS zu erkranken.
Wie für jedes zukünftige Elternpaar ist es wichtig zu prüfen, ob das soziale Umfeld ausreichend stabil ist, um auch der Belastung einer

Elternschaft und einer möglichen Aktivität Ihrer Erkrankung standzuhalten. Wenn Sie sich auf die Hilfe von Ihrem Partner, Ihren Eltern, Geschwistern und Freunden verlassen können, ist dies eine günstige Voraussetzung.

Insbesondere darf kein Zweifel daran bestehen, dass das Kind der Wunsch beider Partner ist. Die Partnerschaft sollte auf einem festen Fundament beruhen. Beide Partner sollten sich offen und ehrlich die Frage stellen, ob ihre Situation und ihr Umfeld geeignet sind, ein oder mehrere Kinder großzuziehen. Beziehen Sie auch einen eventuell ungünstigen Krankheitsverlauf in Ihre Entscheidung mit ein. Für alleinerziehende MS-kranke Mütter und Väter kann die Belastung sehr groß werden. Sie sind im besonderen Maße auf die Hilfe von Eltern, Geschwistern und Freunden angewiesen.

Reisen mit MS

Urlaubsreisen, auch in ferne Länder, sind möglich. MS-Kranke, die sehr temperaturempfindlich sind, sollten allerdings Reisen in Länder mit großer Hitze vermeiden. Auch extreme körperliche Belastungen sollten Sie sich gut überlegen. Sehr rasche Klimawechsel sind sogar für gesunde Urlauber ein Problem. Auch die Nahrungsumstellung kann problematisch sein, und gerade in tropischen Ländern sind Durchfallerkrankungen sehr häufig. Problematisch ist es weiterhin, wenn Impfungen notwendig sind. Es ist bis heute nicht sicher geklärt, inwieweit Impfungen einen Schub auslösen können.

Bedenken Sie auch, dass eine kurze Flugreise weniger strapaziös ist als eine lange Bus- oder Autofahrt. Andererseits sind Sie im Flugzeug relativ fest an Ihren Sitz gebunden. Im Auto hingegen können Sie hin und wieder eine kurze Pause machen und Ihr Tempo selbst bestimmen. Beugen Sie der Reisekrankheit vor, zum Beispiel mit einem Scopolaminpflaster.

Meiden Sie außerdem rasche Klimawechsel, planen Sie sowohl vor Beginn der Reise als auch am Urlaubsort einen ruhigen Tag ein. Nehmen Sie sich genug Zeit für die Vorbereitung und erkundigen Sie sich genau, wann die klimatischen Verhältnisse im Urlaubsland Ihrer Wahl für Sie am günstigsten sind.

Wenn Sie im Rahmen einer Langzeittherapie Ihre Medikation mitnehmen müssen, bedenken Sie, dass Sie eine entsprechende Bescheinigung Ihres Arztes mitführen, besonders dann, wenn Sie eine Injektionstherapie erhalten. Medikamente sollten Sie im Handgepäck immer bei sich tragen, da die Temperaturen im Flugzeug günstiger sind als im Frachtraum. Achten Sie darauf, dass Sie genug von diesen Präparaten und den nötigen Hilfsmitteln (Spritzen, Tupfer etc.) eingepackt haben. Problematisch ist es bei Langstreckenflügen, wenn Sie Medikamente mit sich führen, die gekühlt werden müssen. Wenn Sie längere Zeit auf Reisen sind, können Sie sich ein Kühlaggregat besorgen, das man z. B. an den Zigarettenanzünder anschließen kann.

Im Vordergrund Ihres Urlaubs sollte stets der Gedanke der Erholung stehen. Sie können ohne Gefahr baden und sich in Maßen auch der Sonne aussetzen. Vermeiden Sie aber eine zu starke Sonnenbestrahlung und Überhitzung, bleiben Sie in der Mittagshitze unter einem Sonnenschirm und nehmen Sie kalte Getränke oder Eis zu sich. Günstig ist auf jeden Fall eine angemessene sportliche Betätigung, die Sie bis zum Eintritt einer leichten Ermüdung ausüben können. Sie sollten sich aber keinesfalls verausgaben. Wie immer kommt es bei der MS darauf an, das Mittelmaß zwischen Unter- und Überforderung zu finden. Halten Sie sich auch an die üblichen hygienischen Vorsichtsmaßnahmen, damit Ihnen nicht eine Infektion die Urlaubstage verdirbt und außerdem einer Verschlechterung Ihrer Symptome Vorschub leistet.

Trotz der zentralnervösen Nebenwirkungen der Mittel zur Prophylaxe und Behandlung der Malaria gibt es keine Hinweise, dass ein erhöhtes Risiko von Nebenwirkungen bei MS besteht. Auch Typhoral® zur Typhusprophylaxe kann in Bezug auf Nebenwirkungen als unbedenklich eingestuft werden.

Impfungen bei MS

Impfungen bei Patienten mit Multipler Sklerose werden hinsichtlich ihres Risikos unterschiedlich beurteilt. In Europa ist man eher zurückhaltend und empfiehlt MS-Kranken, sich nur impfen zu lassen, wenn dies zwingend notwendig ist. Basisimpfungen zum Beispiel mit Tetanus sind kein Problem. Auch die Grippeschutzimpfung wird heute wieder stärker empfohlen, da eine Grippeinfektion einen MS-Schub auslösen kann. Demgegenüber haben viele Studien zeigen können, dass die Grippe-Impfung nicht zur Auslösung von Schüben führt. Untersuchungen über die Hepatitis B- und FSME-Impfung kamen zu ähnlichen Ergebnissen, so dass auch diese Impfungen bei MS-Patienten durchgeführt werden können und sollen. Im Einzelfall muss man abwägen, inwieweit der Schutz vor der Infektion wichtiger ist als die Möglichkeit einer Schubauslösung durch die Impfung. Für eine Reihe von Impfungen liegen noch keine Daten vor.

ohne Bedenken	**in Abhängigkeit vom Risiko**	**nur bei zwingender Indikation**
Röteln	Cholera	Tollwut
Tetanus	Diphtherie	Pocken
Grippe	Polio	
FSME (Frühsommer-enzephalitis)	Gelbfieber	
Hepatitis B	Hepatitis A	
	Masern	
	Tuberkulose	
	Typhus/Paratyphus	

Tabelle 2*: Impfungen bei MS.*

Besprechen Sie die notwendigen Impfungen auf jeden Fall mit Ihrem Arzt. Wenn Sie zum Beispiel einen Urlaub in einer Gegend mit hohem Risiko, einen Zeckenbiss zu bekommen, verbringen, können Sie sich auch passiv mit einem Hyperimmunserum immunisieren lassen.

Auf keinen Fall sollten Sie sich impfen lassen, wenn Sie gerade einen akuten Schub durchmachen. In diesem Fall sollten Sie auch eine geplante (Fern-) Reise auf einen späteren Zeitpunkt verschieben.

Unter einer immunsuppressiven Therapie (Azathioprin, Mitoxantron, Cyclophosphamid oder Methotrexat) sollten Impfungen mit Lebenderregern nicht durchgeführt werden. Überprüft werden muss unter einer immunmodulierenden, und insbesondere unter einer immunsuppressiven Therapie, inwieweit nach einer Impfung ein Impfschutz entstanden ist.

Selbsthilfegruppen

Einen unschätzbaren Beitrag zur psychosozialen Unterstützung von MS-Patienten leisten Selbsthilfegruppen, die in der Deutschen Multiple Sklerose Gesellschaft (DMSG) zusammengeschlossen sind. In einer Selbsthilfegruppe können Sie sich mit anderen MS-Patienten treffen, Erfahrungen und Informationen austauschen oder auch nur Kontakte knüpfen und Freundschaften schließen. Darüber hinaus bieten die meisten Selbsthilfegruppen und besonders die DMSG professionelle Hilfe durch erfahrene Ärzte, Psychologen oder Sozialarbeiter bei medizinischen Fragen oder Problemen mit Familie, Beruf, Versicherungen etc. Für Menschen, die gerade neu an MS erkrankt sind, und für Jugendliche mit MS gibt es spezielle Gruppen.

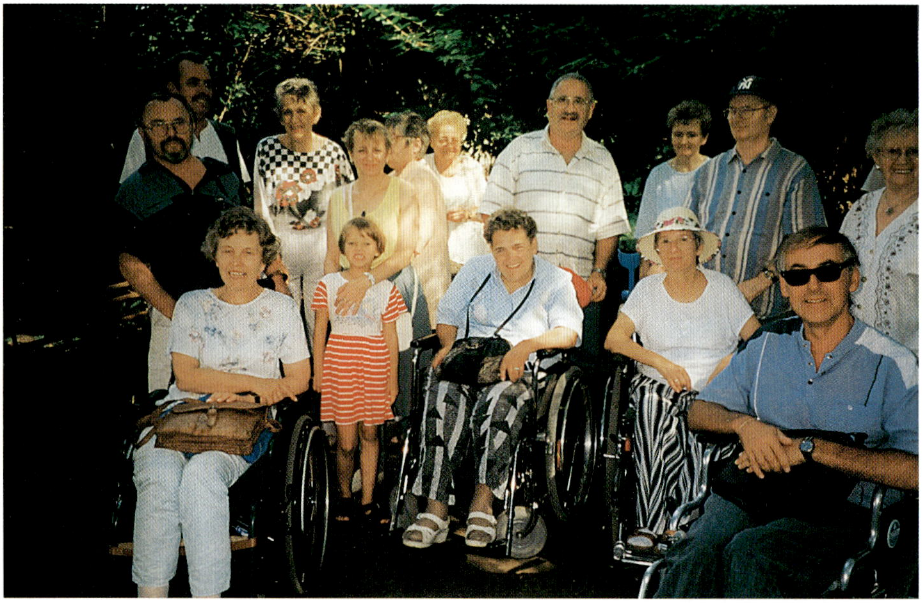

Abbildung 17: *Selbsthilfegruppe DMSG Berlin (Köpenick).*

Für Patienten, die am Beginn ihrer Krankheit stehen, stellen solche Treffen eine wichtige Gelegenheit dar, mehr über die Krankheit zu erfahren sowie Tipps über den Umgang mit der Krankheit bzw. ihren Begleiterscheinungen zu erhalten. Wichtig ist es sicher, zu erleben, dass sie mit Ihren Problemen nicht allein sind und es viele Betroffene gibt, die gelernt haben, ihren Alltag für sie zufrieden stellend zu meistern.

Wichtige Adressen

Deutsche Multiple Sklerose Gesellschaft (DMSG)
Geschäftsstelle des Bundesverbandes e.V.
Vahrenwalder Straße 205-207
30165 Hannover
Telefon (0511) 96834-0
www.dmsg.de

Landesverbände

Baden-Württemberg:
AMSEL
Landesverband der Deutschen Multiple Sklerose Gesellschaft
in Baden-Württemberg e.V.
Regerstraße 18
70195 Stuttgart
Telefon (0711) 69786-0
Fax: (0711) 69786-99
www.amsel.de

Bayern:
Deutsche Multiple Sklerose Gesellschaft
Landesverband Bayern e.V.
Sankt-Jakobs-Platz 10
80331 München
Telefon (089) 236641-0
Fax: (089) 236641-33
http://www.dmsg.de/dmsg/Bayern/Bayern1.htm

Berlin:
Deutsche Multiple Sklerose Gesellschaft
Landesverband Berlin e.V.
Knesebeckstraße 3
10623 Berlin
Telefon (030) 3130647
Fax: (030) 3126604
http://www.dmsg.de/dmsg/berlin/index.htm

Brandenburg:
Deutsche Multiple Sklerose Gesellschaft
Landesverband Brandenburg e.V.
Jägerstraße 17-18
14467 Potsdam
Telefon (0331) 292676

Fax (0331) 2800146
http://www.dmsg.de/dmsg/brandenburg/daten/brand_3.php

Bremen:
Deutsche Multiple Sklerose Gesellschaft
Landesverband Bremen e.V.
Fedelhören 44
28203 Bremen
Telefon (0421) 326619
Fax: (0421) 324092
http://www.dmsg.de/dmsg/bremen1.htm

Hamburg:
Deutsche Multiple Sklerose Gesellschaft
Landesverband Hamburg e.V.
Eppendorfer Weg 154
20253 Hamburg
Telefon (040) 4224433
Fax: (040) 4224440
http://www.dmsg.de/dmsg/Hamburg/index.htm

Hessen:
Deutsche Multiple Sklerose Gesellschaft
Landesverband Hessen e.V.
Wittelsbacherallee 86
60385 Frankfurt
Telefon (069) 405898-0
Fax: (069) 405898-40
http://www.dmsg.de/dmsg/Hamburg/index.htm

Mecklenburg-Vorpommern:
Deutsche Multiple Sklerose Gesellschaft
Landesverband Mecklenburg-Vorpommern e.V.
Anne-Frank-Straße 47 (Wohnung 3E)
19031 Schwerin
Telefon (0385) 3922022
Fax (0385) 3941139
http://www.dmsg.de/dmsg/MPSelbst.htm

Niedersachsen:
Deutsche Multiple Sklerose Gesellschaft
Landesverband Niedersachsen e.V.
Herrenhäuser Kirchweg 14
30167 Hannover
Telefon (0511) 703338

Fax (0511) 708981
http://www.dmsg-niedersachsen.de/

Nordrhein-Westfalen:
Deutsche Multiple Sklerose Gesellschaft
Landesverband Nordrhein-Westfalen e.V.
Kirchfeldstraße 149
40215 Düsseldorf
Telefon (0211) 93304-0
Fax (0211) 312019
http://www.dmsg.de/dmsg/nrw/index.htm

Rheinland-Pfalz:
Deutsche Multiple Sklerose Gesellschaft
Landesverband Rheinland-Pfalz e.V.
Kaiserstraße 45
55116 Mainz
Telefon (06131) 604704
Fax (06131) 604930
http://www.dmsg.de/dmsg/RLP/index.htm

Saarland:
Deutsche Multiple Sklerose Gesellschaft
Landesverband Saarland e.V.
Richard-Wagner-Straße 62
66111 Saarbrücken
Telefon (0681) 37910-0
Fax (0681) 37910-16
http://www.dmsg.de/dmsg/saar2.htm

Sachsen:
Deutsche Multiple Sklerose Gesellschaft
Landesverband Sachsen e.V.
Borsbergstraße 12
01309 Dresden
Telefon (0351) 4593381
Fax (0351) 4416081
http://www.dmsg.de/dmsg/sachsen/index.htm

Sachsen-Anhalt:
Deutsche Multiple Sklerose Gesellschaft
Landesverband Sachsen-Anhalt e.V.
Taubenstraße 4
06110 Halle
Telefon (0345) 2029831

Fax (0345) 2029836
http://www.dmsg.de/dmsg/sachsen_anhalt_wir.htm

Schleswig-Holstein:
Deutsche Multiple Sklerose Gesellschaft
Landesverband Schleswig-Holstein e.V.
Beseler Allee 57
24105 Kiel
Telefon (0431) 56015-0
Fax (0431) 56015-20
http://www.dmsg-sh.de/

Thüringen:
Deutsche Multiple Sklerose Gesellschaft
Landesverband Thüringen e.V.
Zittauer Straße 27
99091 Erfurt
Telefon (0361) 7100460
Fax (0361) 7100461
http://www.dmsg.de/dmsg/thueringen/index.htm

Adressen im Internet:

Deutsche Multiple Sklerose Gesellschaft: www.dmsg.de

Österreichische Multiple Sklerose Gesellschaft: www-ms-ges.or.at

Schweizerische Multiple Sklerose Gesellschaft: www.multiplesklerose.ch

Notizen:

Glossar

Antigen	Substanz, die vom Körper als fremd erkannt und vom Abwehrsystem bekämpft wird
Antikörper	Abwehrstoff, der zusammen mit anderen Bestandteilen des Immunsystems fremde Substanzen (Antigene) erkennt und neutralisiert
Antispastika	Mittel zur Behandlung der Muskelsteifigkeit
Ataxie	Störung der Koordination von Bewegungsabläufen
Autoimmunerkrankung	Krankheit, bei der das Immunsystem körpereigene Strukturen als fremd erachtet und zerstört
Axon	Nervenfaser
Blut-Hirn-Schranke	nur teilweise durchlässige Grenzschicht zwischen Blutgefäßen und ZNS
Blutstammzelltransplantation (SZT)	Transplantation von aus dem Blut eines Patienten isolierten Stammzellen nach vorangehender Zerstörung seines blutbildenden Knochenmarks
Dysarthrie	Sprechstörung
Entmarkung	Zerstörung der, s. Marksubstanz
Fatigue	siehe MS-Fatigue
FSME	Frühsommer-Meningoenzephalitis; Hirnhautentzündung, die durch das FSME-Virus verursacht und mittels Zeckenbiss übertragen wird
Hippotherapie	Reittherapie
Immunsuppressiva	Mittel, die Immunreaktionen teilweise oder ganz hemmen
Interferon	Botenstoff des Immunsystems; insgesamt existieren drei Interferone: Interferon alpha, beta und gamma, die der Körper vor allem bei Virusinfektionen bildet und die die Viren daran hindern, sich zu vermehren
intramuskulär	in den Muskel
Kernspintomographie	Magnet-Resonanz-Tomographie, Darstellung von Körperstrukturen mit Hilfe elektromagnetischer Wellen
Koordination	Abstimmung und Zusammenwirken von Muskelbewegungen

Lhermitte-Zeichen	Nackenbeugezeichen
Liquor	Hierunter versteht man den Liquor cerebrospinalis, das Nervenwasser bzw. die Gehirn- und Rückenmarksflüssigkeit, die das Zentrale Nervensystem schützend umgibt.
Markscheide	Isolierschicht um Nervenfasern, s. Myelin, Myelinscheide
Marksubstanz	aus markhaltigen Nervenfasern aufgebaute weiße Substanz von Gehirn und Rückenmark
MS-Fatigue	Müdigkeit bei MS
Myelin	Hüllsubstanz, aus der die Myelinscheide, siehe Markscheide, besteht
Myelinscheide	s. Markscheide
Nystagmus	Augenzittern
Optikusneuritis	Entzündung des Sehnervs
Parese	Lähmung
Plaque	Herd; bei der MS werden so die entzündlichen "fleckförmigen" Veränderungen in der weißen Substanz bezeichnet
Spastik	Muskelsteifigkeit
Subkutan	unter die Haut
Symptom	Beschwerde, Krankheitszeichen
Tremor	Zittern
Zentrales Nervensystem	Überbegriff für Gehirn und Rückenmark
Zytokine	lösliche Eiweiße, die den Informationsaustausch zwischen den Zellen des Immunsystems vermitteln

Weiterführende Literatur

1. Bauer H J, Seidel D: MS-Ratgeber. Praktische Probleme der Multiplen Sklerose. 5. neu bearbeitete und erweiterte Auflage. Gustav Fischer Verlag. Stuttgart - Jena - New York 1996
2. Steinlin Egli R: Physiotherapie bei Multipler Sklerose. Thieme Verlag. Stuttgart 1998
3. Ernährungsrichtlinien bei MS. Ein Leitfaden für Patienten. Erhältlich als Mitglied gegen eine Spende von EUR 6,-- bei DMSG Landesverband Schleswig-Holstein (Telefon (0431) 56015-0, Fax (0431) 56015-20)
4. Die Rechte behinderter Menschen und ihrer Angehörigen. Ratgeber. 30. Auflage, 2002. Erhältlich bei Bundesarbeitsgemeinschaft Hilfe für Behinderte e.V. (Telefon (0211) 31006-0, Fax (0211) 31006-48, www.BAGH.de, E-Mail: info@BAGH.de) für EUR 3,80 Schutzgebühr zzgl. Portokosten bei Einzelversand
5. Krämer G: Multiple Sklerose von A-Z. Medizinische Fachwörter verstehen. Trias. Stuttgart 1997
6. Krämer, G., Besser, R.: Multiple Sklerose. Antworten auf die häufigsten Fragen. 3. Auflage. Trias. Stuttgart 1997